FLOW
BIRTHING

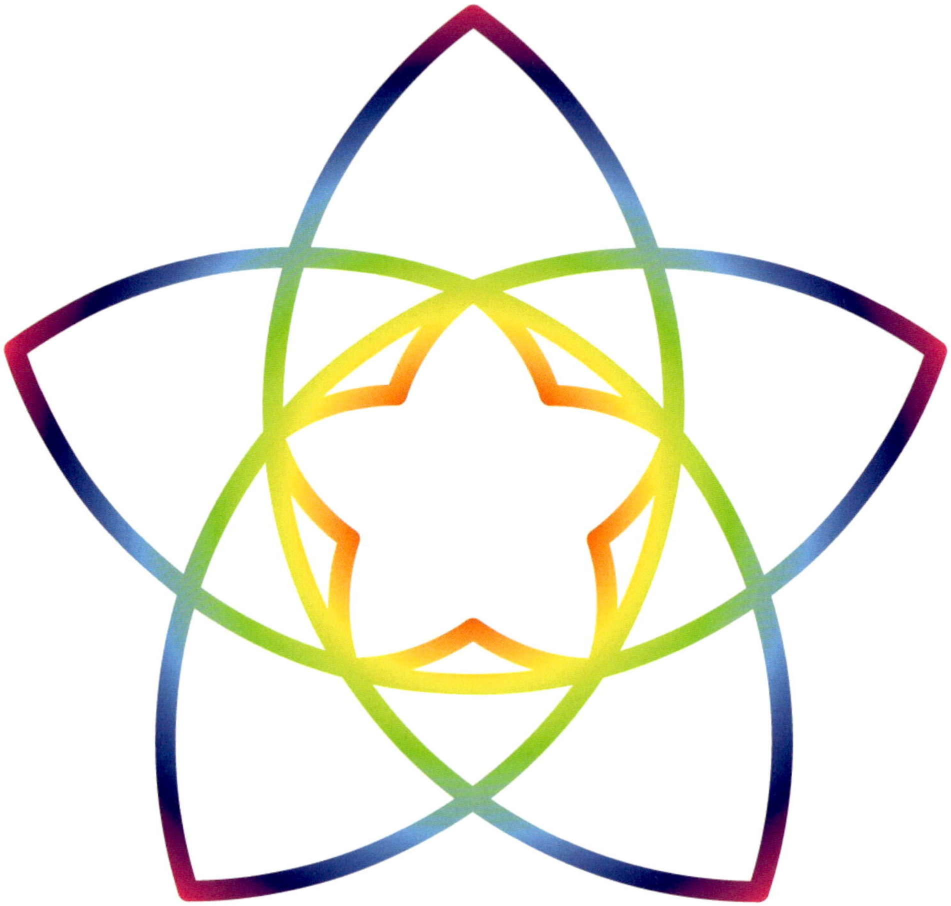

»Wenn eine Frau ihr Bewusstsein erhebt,
ändert sich das Leben von Generationen,
erhebt sich der ganze Kosmos.«

Yogi Bhajan, Begründer des Kundalini-Yoga im Westen

Kristina Marita Rumpel

FLOW BIRTHING

Geboren aus einer Welle der Freude

mankau

Inhalt

Hymne für alle Frauen 7

Einleitung 10

Aufbruch in eine neue Geburtskultur 10
Wegweiser »Flow« 11

Geschenk des Lebens 12
Wegweiser »Lebenslied« 13

Erfahrung des Lebens 14

Geburt als Abenteuer 16
Wegweiser »Start ins Leben« 16
Wegweiser »Geburtsreise« 19

Kollektives Bewusstsein 22

Sprache als Ausdruck des Bewusstseins 23
Wegweiser »Welle statt Wehe« 24

Geburt als urgewaltige Erfahrung . . 24
Wegweiser »Geburt und Berg« 26

Geburt als »Kopfkino« 26
Wegweiser »Visualisierungen« 27
Übung »Der Weg ins Licht« 28

Bedeutungswandel von Geburt 32
Wegweiser »Urzeitliche Venusfiguren« 33
Wegweiser »Kollektives Trauma« 36
Wegweiser »Doulas« 39
Wegweiser »Affirmationen« 41

Wissens- und Machtverlust der Frauen 42
Wegweiser »Mantras singen« 44

Neue Geburtskultur 45
Wegweiser »Aktuelle Lage der Hebammen« 47

Körperbewusstsein 50

Schmerzen als kulturelles Phänomen 50
Wegweiser »Grenzerfahrung« 51

Vertrauen als intelligenter Weg 53
Wegweiser »Wurzelchakra« 54

Körper als Wunderwerk 55
Wegweiser »Wohlfühlmassage« 56

Wertschätzung für den Körper 57

Bewusster Umgang mit Information 58
Wegweiser »Alternative Wege« 58
Wegweiser »Vorsorgeuntersuchungen« . . . 60

Weisheitswissen als stärkendes Wissen 61

Wellen der Freude 66
Wegweiser »Lachen« 66

Gebären als Liebesakt des Lebens . . 67

Stressfalle Adrenalin 68
Wegweiser »Entspannung« 69
Tai-Chi-Übung 70
Entspannungsübung 72

Gebärmutter als »das Weiblichkeitsorgan« 76
Wegweiser »Empfindung statt Schmerzen« 78

Wellentanz der Gebärmutter 79
Wegweiser »Bewusste Atemführung« 80
Die Lebensatmung 81
Die Kraftatmung 82
Die Energieatmung 82

Geburt ist keine »Kopfsache« 83
Wegweiser »Erdung« 84

Der goldene Weg 85
Wegweiser »Yoga in der Schwangerschaft« 86
Übung »Die tiefe Hocke« 88

Bewusste Schwangerschaft 92

Innenschau 92

Selbstverantwortung 93

Selbst-Bewusstsein 96
Wegweiser »FlowBirthing-Portal« 97

Selbstfürsorge 98
Wegweiser »Bewegung im Wasser« 99

Umgang mit Ängsten 100
Wegweiser »Ängste ziehen lassen« 100
Entspannung: Loslass-Übung »Wellenspülen« 102

Mutter-Kind-Verbindung 103
Wegweiser »Kraft der Farben« 105

Mutter-Vater-Verbindung 106
Wegweiser »Partnermeditation« 106
Partnermeditation 107

Selbstschutz.................. 108
Wegweiser »Frauentreffen« 109

Erforschung des Seelengrundes ... 110
Wegweiser »Intuition und Kreativität« ... 111
Wegweiser »Singen in der Schwangerschaft« 112

Bewusste Geburt 116

Wunschgeburt 116
Wegweiser »Bewusster Kaiserschnitt« ... 117

Geburt »im Flow«............... 118
Wegweiser »FlowBirthing-Ei« 125

Innerer Geburtsraum............ 126
Wegweiser »Selbsthypnose« 127
Wegweiser »Meditation« 129
Meditations-Übung 130

Ganzheitliche Öffnung........... 131
Wegweiser »Tönen« 132

Geburtsbegleiter Mann 133
Wegweiser »Liebender Partner« 134

Äußerer Geburtsraum 136
Wegweiser »Heiliger Geburtsraum« 137

Bewusstsein für die weibliche Urkraft 140

Wandel als Prinzip des Lebens.... 140
Wegweiser »Wasser als Kraftquelle« 141

Kraft der Erfahrung des »All-eins-Seins« 142

Wissen um die Urmutter 143
Wegweiser »Dreifache Göttin« 143

Kraft der Transformation 147

Verdrängte weibliche Urkraft 148
Wegweiser »Kraftvolle Symbole ...« 148

Urweiblichkeit als Spiegelbild 152

Wiederbelebte Kraft des Urweiblichen 152

Die Zeit ist reif 154

Impressum 156

Stichwortregister 157

Für alle Frauen, die spüren, dass die Zeit reif ist.

Danksagung

Mein Dank gilt meiner Familie, allen voran meiner Mutter, deren Liebe, Empathie und Stärke mir Wegweiser war, und meinem Sohn, der so viel Freude in mein Leben bringt. Und ich bin dankbar, der großen Weiblichkeit begegnet zu sein, die in Gestalt eines Heilers in mein Leben trat und mich in meine Kraft führte.

Hymne für alle Frauen

Anstelle eines Vorwortes zur Einstimmung

FlowBirthing sei wie ein Band.
Ein starkes Band, das Frauen verbindet
und auf ihrem Weg zu sich selbst bestärkt.
Geburt in Angst sei so verbannt.

Mein größter Wunsch:
Hör auf Deine innere Stimme
Lass Dich ein
Denn nur im Glauben liegt die Kraft.
Streck die Hände in den Himmel
Zur Venus vordringe.
Lern zu überwinden der Geburten Last.

Mein größter Wunsch:
Öffne Dein Herz, verfeinre die Sinne.
Lass die Weisheit des Körpers
Dich durch die Geburtswellen führ'n.
Du solltest grad' in dieser Zeit
Dich auf die Urkraft besinnen
Zum Wohle aller für eine neue Kultur.

Erzähl von der Gnade zu gebär'n
und nicht nur von Sorgen.
Zeig Kindern:
Freude schafft des Lebens Fülle.
Sing sie in die Welt und gib ihnen jetzt
die Töne für morgen
für den heilvollen Wohlklang ihres Seins!

FlowBirthing sei wie ein Band,
das Mutter und Kind im Herzen verbindet,
damit die Freude nicht verschwindet
aus Kinderaugen und Seelenwand.

Mein größter Wunsch:
Nimm die Geburtsreise
wie ein Abenteuer.
Ganz mutig,
Voller Vertrauen und auch demutsvoll.
Ich knips es an, Du machst es hell:
Dies inn're Strahlen
Der Liebe und Dankbarkeit.
Sag Ja kraftvoll!

Mein größter Wunsch:
Lass uns die Schuldgefühle abstreifen.
Sprengt Grenzen,
Die seit Jahrhunderten unwürdig sind.
Die Weiblichkeit lieben
Und sich vor der Schöpfungskraft
verneigen,
Um das zu sagen, schrieb ich dieses Buch.

Kristina Rumpel

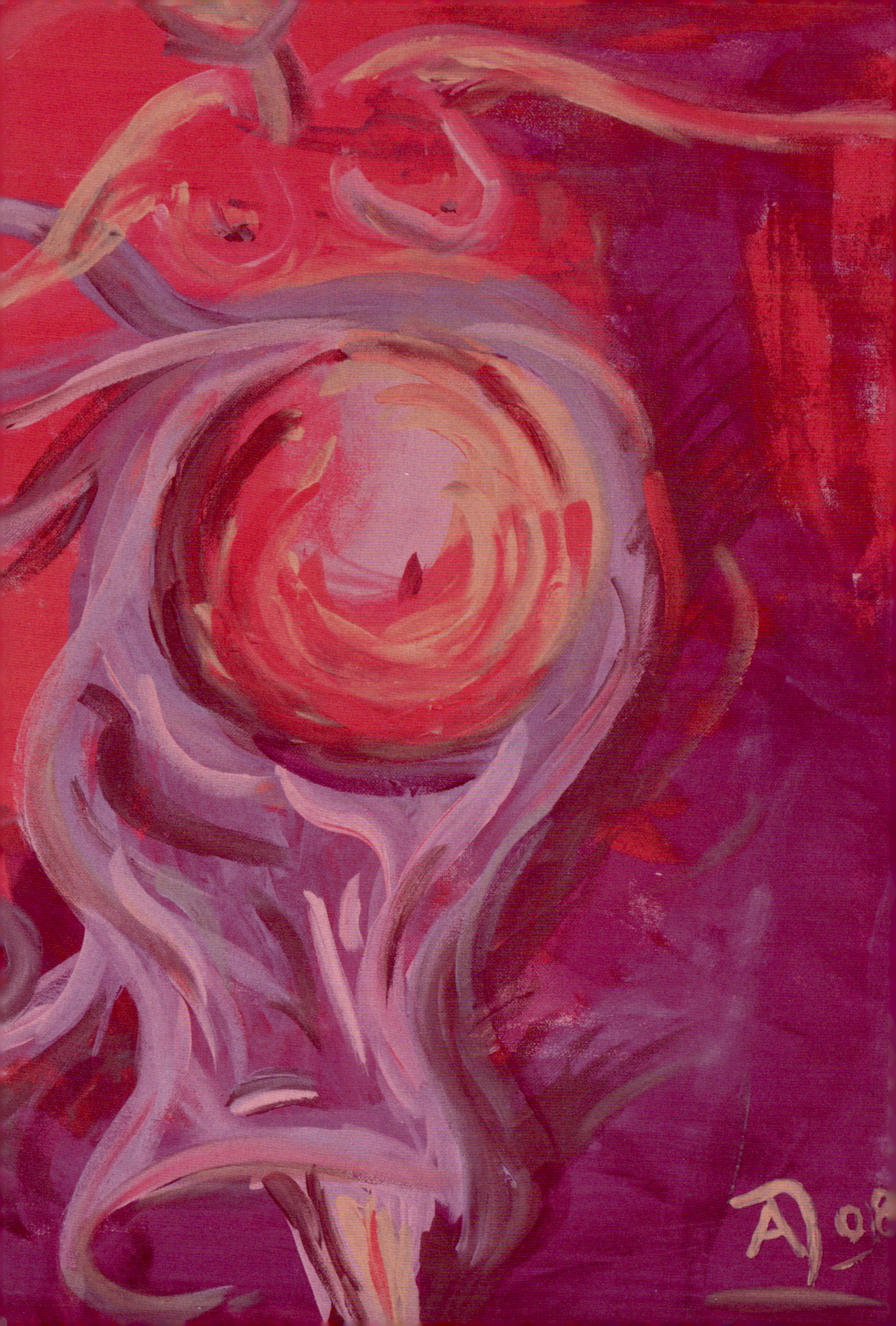

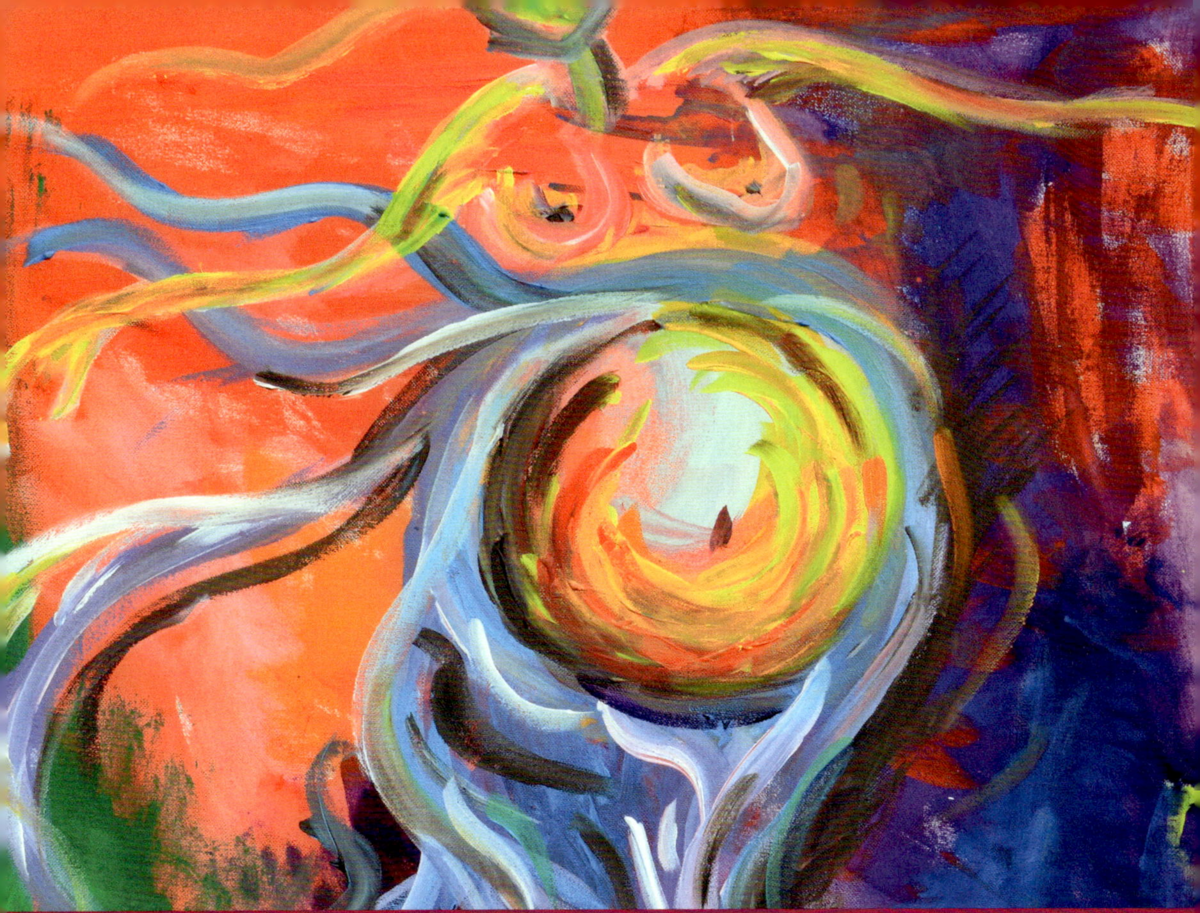

Mu Olokukurtilisop

Die Göttin-Großmutter der *Cuna* (ein matriarchal strukturiertes Volk in Panama) hat die Sonne, den Mond, alle Sterne sowie alle Pflanzen und Tiere der Erde geboren. Nach ihrem großen Schöpfungsakt bewacht sie die Geburten der Menschenfrauen. Dabei soll ein besonderer Gesang, bei dem die singenden Hebammen unter der Hängematte der Gebärenden sitzen, die Mutter zur Freigabe des Kindes bewegen.

Einleitung

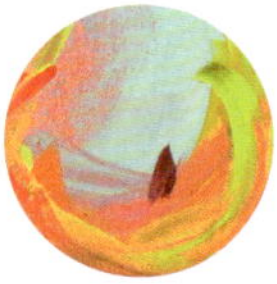

Aufbruch in eine neue Geburtskultur

»FlowBirthing – Geboren aus einer Welle der Freude.« Was sich wunderbar und verträumt anhört, ist durchaus wörtlich gemeint. Dahinter verbirgt sich eine durch und durch weibliche und inwendige Erfahrung von Geburt. Mit der freundlichen Zurückweisung eines männlich geprägten Blicks von außen auf Geburt wird der Weg frei für ein tiefgründiges Verständnis von Leben und Urweiblichkeit. Es ist ein Anknüpfen an vergessene Zeiten, in denen Frauen Geburt kraftvoll und in ihrem Selbstwert stärkend erfahren haben. Ein versunkener Schatz, den es für moderne Frauen wiederzuentdecken gilt. Das vorliegende Buch über bewusste Schwangerschaft und Geburt im Vertrauen auf die weibliche Urkraft führt in dieses uralte Bewusstsein ein, schafft Klarheit über verlorene Zusammenhänge und ermutigt Frauen, sich aufzumachen auf den Weg zur Quelle der Kraft in sich.

Die Vision: Frauen entwickeln durch Klärung vergangener Irrwege ein neues Bewusstsein und ermächtigen sich selbst, um die urweiblichen Erfahrungen des Gebärens wieder im Vollbesitz ihrer Kraft und Würde machen zu können. Geburt wird dabei nicht verharmlost, sondern in ihrer ganzen Urgewaltigkeit erfasst. Ein ungetrübter Blick, der weder die Sinne rosarot vernebelt noch Ängste schürt, ermöglicht eine Neuausrichtung, durch die Frauen im Einklang mit sich selbst den Geburtsprozess als Quelle ungeahnter innerer Kraft und Inspiration erfahren können. Dieses Erleben ihrer ureigenen Kraft hat die Macht, ihr Leben, das Leben ihres Kindes und das der ganzen Welt heilvoll zu verändern. Eine selbstbestimmte, freudige Geburt jenseits von Angst und Ohnmacht ist der Schlüssel zur Wiederbelebung urweiblicher Energien in der Welt und das Fundament eines neuen bzw. uralten Selbstverständnisses von Weiblichkeit.

Dazu braucht es keine neue Geburtsmethode, sondern die Aufhebung von geistigen und emotionalen Schranken, damit ein solches durch und durch positives Erleben der Geburt für Frauen wieder vorstellbar und erfahrbar wird. Wenn Frauen bereit werden, ihren Fähigkeiten uneingeschränkt zu vertrauen, können sie das Geburtsgeschehen als Geschenk dankbar annehmen und daraus tiefe Freude erfahren. Eine bewusste Schwangerschaft und Geburt heißt, sich selbst neu zu entdecken und die eigene Weiblichkeit selbst-bewusst und ungezwungen zum Ausdruck zu bringen. Auf diesem Weg der bewussten Geburtsvorbereitung gibt es keine To-do-Liste und kein Ranking von Top-Übungen, die im Handumdrehen zur perfekten Geburt führen.

Es geht um ein Sich-Einlassen, Nachspüren und Beschäftigen mit dem eigenen Seelengrund. **Das vorliegende Buch ist kein gewöhnlicher Geburtsratgeber und auch kein Faktenbuch über Geburt.** Alles, was eine Frau über die Geburt wissen muss, weiß sie bzw. ihr Körper bereits. Was sie benötigt, ist eine Selbst-Erlaubnis im Sinne einer Ermächtigung, ihr vorhandenes Weisheitswissen abzurufen, und eine Einladung, »in den Flow« zu kommen. Das Bewusstsein bzw. das Vertrauen auf eine Geburt in Freude wirkt direkt, wenn es im Herzen Widerhall findet. Dazu ist ein Wille nötig, den Bewusstseinszustand fortwährend erlebbar zu machen und im Alltag zu verankern. Alles, was in diesem Buch geschrieben ist, dient dazu, das Bewusstsein hochzuhalten, um das Vertrauen an die weibliche Fähigkeit zu entwickeln. Vertrauen geht Hand in Hand mit dem Mut, sich von alten Zerrbildern zu lösen, gegen den Strom zu schwimmen und eigene, kraftvolle Bilder aus dem Inneren wahrzunehmen und Realität werden zu lassen.

Alle Anregungen in diesem Buch verstehen sich als Inspiration und Wegweiser auf dem Weg zu einer bewussten Geburt. Dieses Buch ist mit dem Herzen zu lesen, damit es seine volle Wirkung entfalten kann. Die Leserinnen werden mit »Du« direkt angesprochen. Die Botschaften können dadurch leichter in Resonanz mit dem eigenen Fühlen gehen. Der Verstand dient

Wegweiser »Flow«

Der Begriff *Flow* stammt vom Psychologen *Mihály Csíkszentmihályi.* Flow beschreibt das völlige Aufgehen in einer Tätigkeit. Wenn du »im Flow bist«, sind dein Fühlen, Wollen und Denken in Übereinstimmung, alles fließt, du bist eins mit dir und deiner Umgebung. Du kannst loslassen, da du dir und deinen Fähigkeiten vollkommen vertraust.

Wenn du »im Flow« durch die Geburt getragen wirst, erlebst du ein bewusstes Eintauchen in den Geburtsprozess, der im wahrsten Sinn des Wortes einmalig ist. Das, was du erleben wirst, ist einzigartig. Keine Geburt verläuft jemals gleich. Du kannst »den Flow« wie auch den Geburtsprozess nicht willentlich steuern, wohl aber intensiv und kraftvoll erleben. »Im Flow zu gebären« heißt also nicht, wie von Zauberhand leicht und schnell zu gebären, sondern beschreibt ein ganzheitliches Einlassen und Durchleben des Geburtsprozesses. Im Vertrauen auf den eigenen Körper und die weibliche Urkraft ist eine Geburt dann nicht mehr zwangsläufig schmerzvoll oder traumatisch. Wenn Du »im Flow« bist, fühlst du dich wie »im Rausch«, und du empfindest die Anstrengung der Geburt als Quelle der Kraft und Inspiration.

dabei als Instrument, das Geschriebene zu verstehen. Das eigene Erfühlen und selbstständige Erdenken der Zusammenhänge ist wesentlich, um für das Wunder der Geburt im Inneren bereit zu werden. Wenn Herz und Verstand verschmelzen, dann ist der Weg frei für eine neue Geburtskultur, in der die Kraft von Frauen, und wie sich diese stärken lässt, im Mittelpunkt aller Überlegungen zum Thema Schwangerschaft und Geburt steht.

Das Buch *FlowBirthing* ist daher nicht nur für Schwangere, sondern für alle Frauen interessant, die sich mit der Kraft des Weiblichen auseinandersetzen möchten. Ebenso bietet es allen, die sich mit dem Eintritt ins Leben beschäftigen wollen, durch die Ausrichtung auf das Weibliche wertvolle Impulse.

Geschenk des Lebens

Geburt ist untrennbar mit dem Leben verbunden. Geburt und Schwangerschaft stellen die Weichen für ein ganzes Leben. Wenn du dich im Vorfeld bewusst, das heißt mutig und intelligent, mit Geburt beschäftigst, dann ermöglichst du deinem Kind einen unbelasteten Start ins Leben. Schwangerschaft und Geburt werden so zu Erfahrungen in deinem Leben, die dich stärken und bewusster, das heißt freudiger und lebendiger leben lassen. Dein Horizont kann sich durch eine bewusste Geburt erweitern, und die Wiederentdeckung der weiblichen Urkraft in dir eröffnet dir neue Handlungsräume. Mach dir einmal Gedanken, wie Kinder heute geboren werden, und du wirst erkennen, wie viel dies aussagt über die Haltung, die Menschen dem Leben gegenüber haben.

******

In unserer Zeit steht vor allem das Sicherheitsdenken, das Überwinden von Schmer-

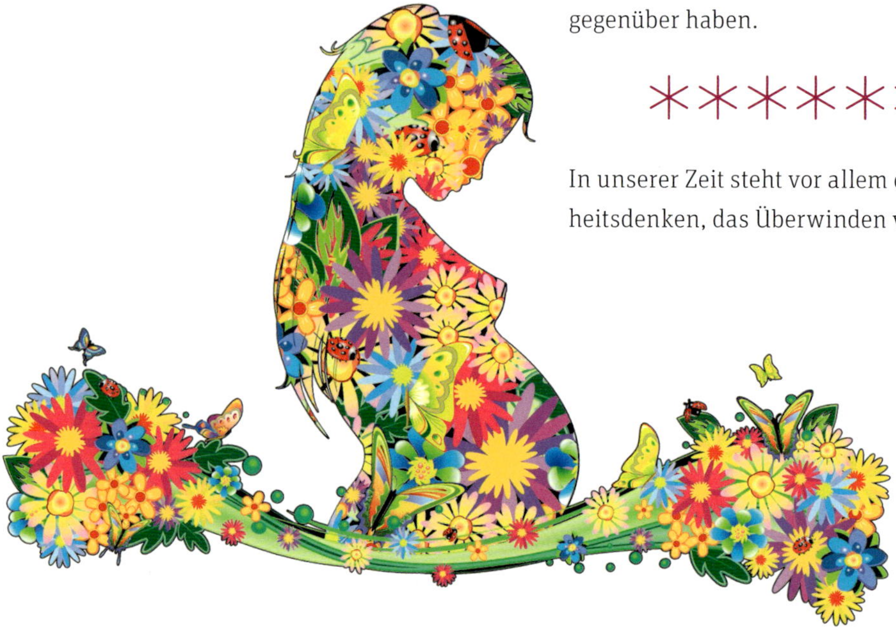

zen, die Vorherrschaft der Gerätemedizin im Mittelpunkt eines standardisierten Geburtsprozesses. Mit einem Akt der Freiheit, Kreativität und Staunen über das Naturereignis Geburt lassen sich nur wenige Geburten in Verbindung bringen. Wie Frauen Geburten erleben, ist abhängig von der Kultur, in der sie aufwachsen. In Afrika etwa feiern die weiblichen Verwandten und Bekannten während der Geburt ein großes Fest vor dem Geburtsort. Darin drücken sich die Freude am Leben und Dankbarkeit gegenüber der weiblichen Schöpfungskraft aus. Geburt ist ein »Lebensfest«.

Wegweiser »Lebenslied«

In einigen Ländern Afrikas hat das Ritual des Lebensliedes überdauert. Wenn eine Frau schwanger werden möchte, zieht sie sich zurück und lauscht der Natur so lange, bis sie eine Melodie vernimmt. Dies ist die Seelenmelodie ihres ungeborenen Kindes. Die Frau bringt die Melodie dann ihrem Mann bei, und beide singen das Lied, während sie sich vereinen, um die Seele des Kindes einzuladen, sich mit ihnen zu verbinden. Das Lied wird auch während der Geburt von Hebamme und Mutter gesungen, und mit ihm wird das Kind auf der Erde begrüßt. Immer dann, wenn sich das Kind verletzt oder weint, wird zum Trost das Lebenslied gesungen. Auch die Dorfbewohner erlernen das Lebenslied, und es begleitet den Menschen auf seinen Stationen durchs Leben. Im Augenblick des Todes wird das Lebenslied zum letzten Mal gesungen.

Ludwig Janus: *Wie die Seele entsteht. Unser psychisches Leben vor, während und nach der Geburt.* Mattes Verlag, Heidelberg 2011

Dieses Ritual des Lebensliedes berührt die meisten Menschen, kommt darin doch der Zusammenklang von Seele, Geburt, Leben und Tod eindrücklich zum Ausdruck. Gehörst du auch zu den Menschen, die Scheu haben, das Wort »Seele« zu gebrauchen? Immer mehr westlich sozialisierte Menschen haben damit Schwierigkeiten. Aber warum? Seele ist nicht zu greifen, nicht zu messen, nicht zu katalogisieren, darum existiert sie für manche Menschen nicht. Doch im Augenblick des Todes oder der Geburt offenbart sie sich, ist sie nicht zu übersehen. Dann geht sie unter die Haut und erfüllt den ganzen Raum. Eine Geburtsvorbereitung ohne die Einbindung der Seele, des göttlichen Funkens, der allem Leben innewohnt, geht am Wesentlichen vorbei und muss ins Leere und in die Irre führen. Öffne dich daher gleich zu Beginn für eine Geburtsvorbereitung, bei der du dich überwiegend mit deiner Seele und der Seele deines Kindes beschäftigst. Wenn du die Verbindung von Seele und Leben und damit zu Geburt und Tod aus deinem Bewusstsein verdrängst und deiner Seele keinen Raum gibst, ist eine Geburt »im Flow« nicht möglich.

Erfahrung des Lebens

Geburt und Tod sind die elementarsten Ereignisse im Leben eines Menschen. Beide Ereignisse haben den Prozess des Loslassens gemeinsam, um für eine neue Wirklichkeit bereit zu werden. Je bewusster du loslassen, das heißt deine Seele frei fließen lassen kannst, umso kraftvoller, angstfreier und weniger schmerzhaft wird der Prozess sich entwickeln und umso schöner wird das Erleben. Leben ist fließen, ist frei sein, ist Wandel. Diese ursprüngliche Lebenserfahrung lassen wir im Alltag oft nicht gelten. Im Durchleben der beiden großen Transformationsprozesse des Lebens tritt diese Weisheit offen zutage.

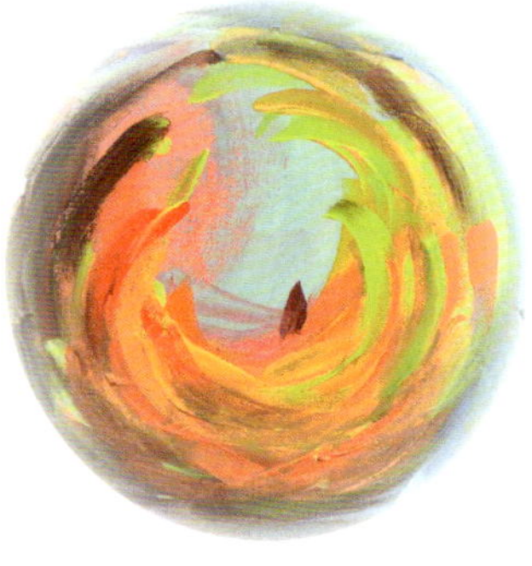

Geburt und Tod liegen auch deshalb so nah beieinander, weil sie die Transzendenz des Menschen, also das Gerichtetsein auf etwas Größeres außerhalb des eigenen Dunstkreises, vor Augen führen. Jede Geburt ist ein Geschenk des Lebens an uns Menschen. Wenn es dir gelingt, dich innerlich und gedanklich frei zu machen, dann erwartet dich eine atemberaubende Erfahrung, die dich verzaubern wird, wie sie nur durch die Geburt zu machen ist. Geburt ist ein hohes Gut und Privileg, und zwar nicht nur durch das Geschenk eines Kindes, sondern auch durch die reichhaltige und intensive Lebenserfahrung, die für Frauen darin versteckt liegt.

******

Das Wunder der Geburt im eigentlichen Sinn haben die meisten Frauen heute allerdings weniger im Blick, wenn sie sich auf eine Geburt vorbereiten. Üblicherweise machen sie sich mehr Gedanken über die Gestaltung der Hochzeit, als über eine würdevolle Geburt. Sie lassen sich nur zu gern von äußeren Anforderungen ablenken, wie dem Kauf der Babyausstattung oder Bonbon-Schwangerschaftsbildern. All dies mag zur Vorfreude auf das Kind beitragen, jedoch hilft es dir wenig, wenn du Licht ins Dunkel bringen möchtest, wie du gestärkt und kraftvoll durch die Geburt gleiten kannst. Wie findest du den neuen Trend, Partys mit Live-3D-Ultraschall-Fotos zu

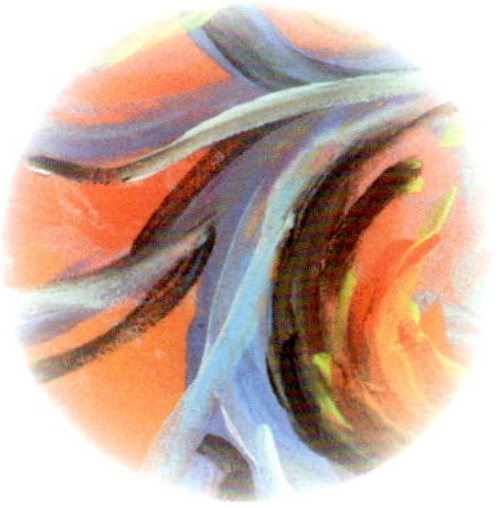

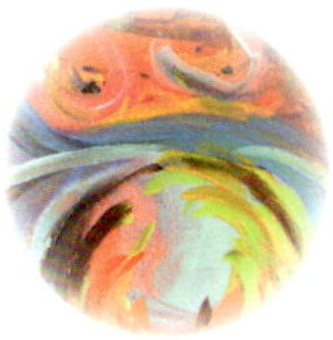

feiern, mit dem öffentlichen Blick auf das Innere deines Bauches? Es ist ein Akt der Entzauberung von Bauch und Schwangerschaft als Folge der überall stattfindenden Entweihung von Geburten, wie sie durch standardisierte Verfahren, Schichtpläne und administrative Zwänge überall in der westlichen Welt stattfinden. Dabei ist der Beginn eines neuen Lebens jedes Mal ein Wunder und ein unvergesslicher Höhe- und Lichtpunkt im Leben der Eltern, der es verdient, bewusst und liebevoll gestaltet zu werden.

Die Geburt eines Kindes ist das Freudvollste, was eine Frau und ein Mann im Leben erfahren können. Du würdest wohl zustimmen, dass es reine Freude ist, die Mutter und Vater spüren, wenn sie ihr Baby das erste Mal sehen und in Händen halten. Wohl war es auch ein Akt der Lust und Freude, als sie das Kind zeugten. Doch was ist mit dem Abschnitt dazwischen? Welche Gefühle würdest du Schwangerschaft und Geburt zuschreiben? Freude pur oder überschattet von Unsicherheit und Ängsten? Wie fühlt es sich für dich an, wenn du aufgerufen bist, dich auf die intensiven Erfahrungen während der Geburt zu freuen und darauf, das Leben in seiner vollen Intensität und Urkraft bald am eigenen Leib zu spüren? Was ist daran so abwegig? Bringen sich nicht immer mehr Menschen freiwillig an körperliche Grenzerfahrungen, etwa durch sportliche Herausforderungen? Bringt dort die Überwindung von Schmerzen nicht erst den Kick, Lebenslust pur? Ist die Fokussierung auf Schmerzen und Komplikationen so gesehen nicht eine Einengung der möglichen Erlebniswelt Geburt? Warum sträuben sich so viele Frauen gegen den Wunsch nach einer natürlichen Geburt und halten eine Geburt, die sie erfüllt und in ihre Kraft führt, erst einmal für romantische Träumerei?

Horch in dich hinein und sei ehrlich zu dir: Wenn du in dir nur einen Funken Hoffnung verspürst, dass es ebenso gut möglich sein kann, dein Kind auf einer Welle der Freude ins Leben zu schicken, dann geh weiter und frag dich, warum du zweifelst und dich nicht sofort auf den Weg machst, die Kraft der Geburt neu für dich zu entdecken. Was hindert uns Frauen daran? Die versöhnliche Antwort: nur wir selbst. Somit hältst du den Schlüssel der Veränderung in Händen: Die Kraft zum Aufbruch entwickelt sich ganz natürlich in deinem Herzen und Bauch, wenn du das Tor für ein neues Bewusstsein öffnest. Du musst nicht gegen Windmühlen kämpfen oder dich auflehnen gegen die Last der Jahrhunderte. Tue es einfach und beende das Drama. Vertraue auf eine andere Erfahrungswirklichkeit, und sie wird sich dir erschließen.

Wegweiser »Start ins Leben«

Wir alle erleben die Welt jeden Tag so, wie wir sie sehen (wollen) bzw. wie wir gelernt haben, sie zu sehen. Sie ist ein Spiegel unserer inneren Wirklichkeit. Sich von Vorannahmen und eingeimpften Zweifeln frei zu machen, braucht Bewusstheit, Willen und Mut.

Keine Zeit wäre besser dafür geeignet als die Zeit der Schwangerschaft, in der alles in dir auf Veränderung und Neubeginn hinstrebt. Betrachte Geburt ab jetzt stets als eine durch und durch erhöhende, kraftvolle Erfahrung für dich. Du kannst dir und deinem Kind nichts Besseres tun. Alles, was dich stärkt und dir guttut, kommt direkt auch deinem Kind zugute. Spür in dich hinein, und du brauchst nicht viel Fantasie, um dir ausmalen zu können, wie viel wacher und in sich ruhender dein Baby sein wird, wenn es von dir nicht in Angst, dem Gefühl der Ohnmacht und Überforderung – die wahren Auslöser der Geburtstraumata – geboren wird, sondern ein Leben beginnt, das getragen wird von deinem Urvertrauen ins Leben. Gib dein Kind mit Gefühlen der Liebe, Dankbarkeit und Freude frei ins Leben, und es wird ein Leben in Freude führen. Du allein hast es in der Hand, den Eintritt deines Kindes ins Leben zu gestalten. Nutze die Chance!

Wendy Anne McCarty: *Ich bin Bewusstsein. Babys von Anfang an als ganzheitliche Wesen willkommen heißen.* Innenwelt Verlag, Köln 2013

Geburt als Abenteuer

Schwangerschaft und Geburt sind ein großes Abenteuer. Je freier und selbstbewusster du in dieses Abenteuer gehen kannst, desto bereichernder werden die Erlebnisse und Erfahrungen für dich sein. Wie Geburt selbst, ist auch das Freiwerden und Selbst-bewusstwerden ein Prozess, der sich entwickelt, Fahrt aufnimmt und nach und nach seine eigene Dynamik bekommt. Starte den Prozess, und steige beherzt ein in deine einzigartige Geburtsreise. Kläre für dich, von welchem Punkt aus du dich auf den Weg machst. Wie und unter welchen Bedingungen beginnt deine Geburtsreise? Finde heraus, wo du aktuell stehst. Was sind deine Hoffnungen und Ängste, Sorgen und Nöte, Träume und Wünsche? Folgende Fragen könnten dir eine erste Klärung deines Standpunktes bieten.

* * * * * *

Du freust dich auf der einen Seite so sehr auf dein Kind, doch dann übermannt dich immer wieder große Unsicherheit, wenn du an die Geburt selbst denkst. Am liebsten würdest du diesen Teil des Kinderkriegens überspringen? Es beklemmt dich, dass du den Ereignissen nicht ausweichen kannst, und du fühlst dich ausgeliefert? Deine Gedanken kreisen immer wieder um das Thema Geburt und Geburtsschmerzen? Du hast schon viele Bücher über Schwangerschaft und Geburt gelesen und hast dennoch das Gefühl, dass dir wesentliche Informationen fehlen, um erahnen zu können, was Geburt für dich persönlich bedeuten wird? Diese Unklarheit löst eine unbestimmte Angst in dir aus? Du verstehst manchmal selbst nicht, warum du dir so viele Sorgen um den natürlichsten Vorgang der Welt machst? Überall hörst du Schauergeschichten über Geburt, doch wertvolles Wissen, das dich stärkt und dich freudig auf die Geburt einstimmt, findest du nicht?

******

Vielleicht bist du auch verängstigt, da du selbst traumatische Erfahrungen bei der Geburt deines ersten Kindes oder deiner eigenen Geburt machen musstest, und jetzt merkst du, wie sich alles in dir sträubt, dies noch einmal durchmachen zu müssen? Du weißt nicht, wie du das alte Geburtstrauma überwinden sollst? Dein Wunsch nach einer natürlichen Geburt ist beim zweiten Mal noch größer? Du fühlst dich ohnmächtig und der Aufgabe, die auf dich wartet, nicht gewachsen? Die Fragen und Entscheidungen, die du im Vorfeld über den Ablauf der Geburt treffen sollst, verunsichern und überfordern dich?

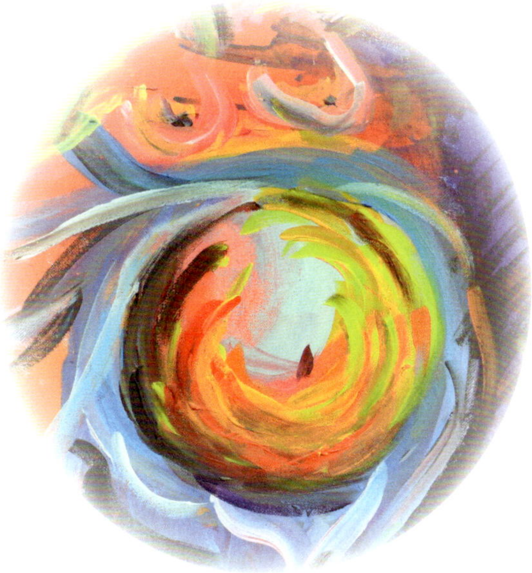

Du willst einfach nur deine Schwangerschaft genießen und dein Kind auf beglückende Art und Weise auf die Welt bringen? Du spürst in dir eine große Sehnsucht, den Erwartungen und dem Gedankenkarussell entfliehen und dich einfach nur auf dein Kind freuen zu wollen? Du hast das Gefühl, dich rechtfertigen zu müssen, dass du die Geburt deines Kindes zu einem wundervollen, unvergesslichen Moment, ja einen Höhepunkt in deinem Leben, machen möchtest? Du willst diesen Moment in voller Kraft und Würde selbstbestimmt erleben?

Wenn du in dich hineinhorchst, dann weißt du, dass dieser Wunsch Wirklichkeit werden kann? In dir ist dieses wohlige Kribbeln, wenn du an eine Geburt aus einer Welle der Freude im Zentrum deiner Kraft denkst? Du weißt nur nicht, wie du deinen Traum von einer freudigen Geburt realisieren kannst? Wie du dich in Ruhe auf die Veränderungen in deinem Körper einlassen und Kontakt zu deinem Kind aufbauen kannst?

Sei beruhigt, du stehst mit all diesen Fragen nicht allein. Die Verunsicherung der Frauen ist allerorten spürbar. Viele Frauen haben große Angst vor der Geburt – vor den Schmerzen, den Umständen, den Folgen – anstatt auf ihre natürlich Gabe und innere Kraft zu vertrauen. Mit deinen Befürchtungen stehst du nicht alleine. Innerlich verunsichert, richten viele Frauen den Fokus auf die Risiken einer Schwangerschaft und Geburt, was weitere Ängste und Unsicherheiten nach sich zieht und das Vertrauen ins Leben schmälert. Kaum eine Frau hingegen weiß: Vertrauen ist ein Grundgefühl, das wachsen kann. So gehen bisher nur wenige die Schwangerschaft bewusst an, um ein tragfähiges Körper- und Selbstbewusstsein zu entwickeln. Eine bewusste Schwangerschaft und Geburt bedeutet zuallererst Klarheit über die soziologische Bedeutung von Geburt aus Sicht der Frauen. Erst danach, wenn dir die kollektive Ebene klar wird, führen eine Innenschau und ganz persönliche Beschäftigung mit Geburt auch ans Ziel einer freudvollen Geburt.

Deine Geburtsreise wird einmalig sein, aber eine Einzelkämpferin bist du nicht. Frauen sind durch die Geburtserfahrung weltweit miteinander verbunden.

Wegweiser »Geburtsreise«

Mit dem Beginn deiner Schwangerschaft hat sie begonnen, deine Geburtsreise. Eine Reise, die dich Tag für Tag dir und deinem Kind näherbringt. Das wichtigste Credo ist: »Stärke dich für diese Reise und halte alles fern, was dich schwächen könnte – körperlich, geistig und seelisch.« Lass dir Zeit, dich und deine Bedürfnisse zu erkunden. Fälle keine vorschnellen Urteile oder Entscheidungen. Versuche, Herz und Kopf in Einklang zu bringen. Lerne, deiner inneren Stimme Raum zu geben und ihr zu vertrauen. Gib dir dabei Zeit. Auch Vertrauen muss nach und nach wachsen.

Auf deiner einzigartigen Geburtsreise schärft *FlowBirthing* deinen Blick für das Wesentliche, hilft dir, dich zu zentrieren, und zeigt dir die Richtung. Ziel ist es, dich in deine Kraft zu bringen und in dir Halt zu finden. Auf dem Weg dorthin bist du frei, alle bewährten und heilvollen Methoden der Geburtsvorbereitung zu erproben. *FlowBirthing* will dir im Dschungel der Angebote Wegweiser sein und stellt dir exemplarisch einzelne Übungen bzw. Methoden und Ansätze vor. Sie sollen dir Anregung sein, quasi ein Fächer an Möglichkeiten und weiteren Optionen, aus dem du deine Kraftquellen selbst wählen kannst. Mit dem Fokus auf deine Bedürfnisse wirst du spüren und entscheiden können, welche Angebote dich stärken und dir guttun. Mach dir klar: Es ist dein Tag, deine Geburt, dein Kind. Du allein weißt, was dir und deinem Kind guttut!

⊙ Vertiefende Audio-CD zum Buch – Kristina Marita Rumpel: *FlowBirthing. Wecke deine Urkraft für das Wunder der Geburt!* Meditationen, Affirmationen und Lebensmusik. Mankau Verlag, Murnau 2015 (erhältlich ab Sommer 2015)

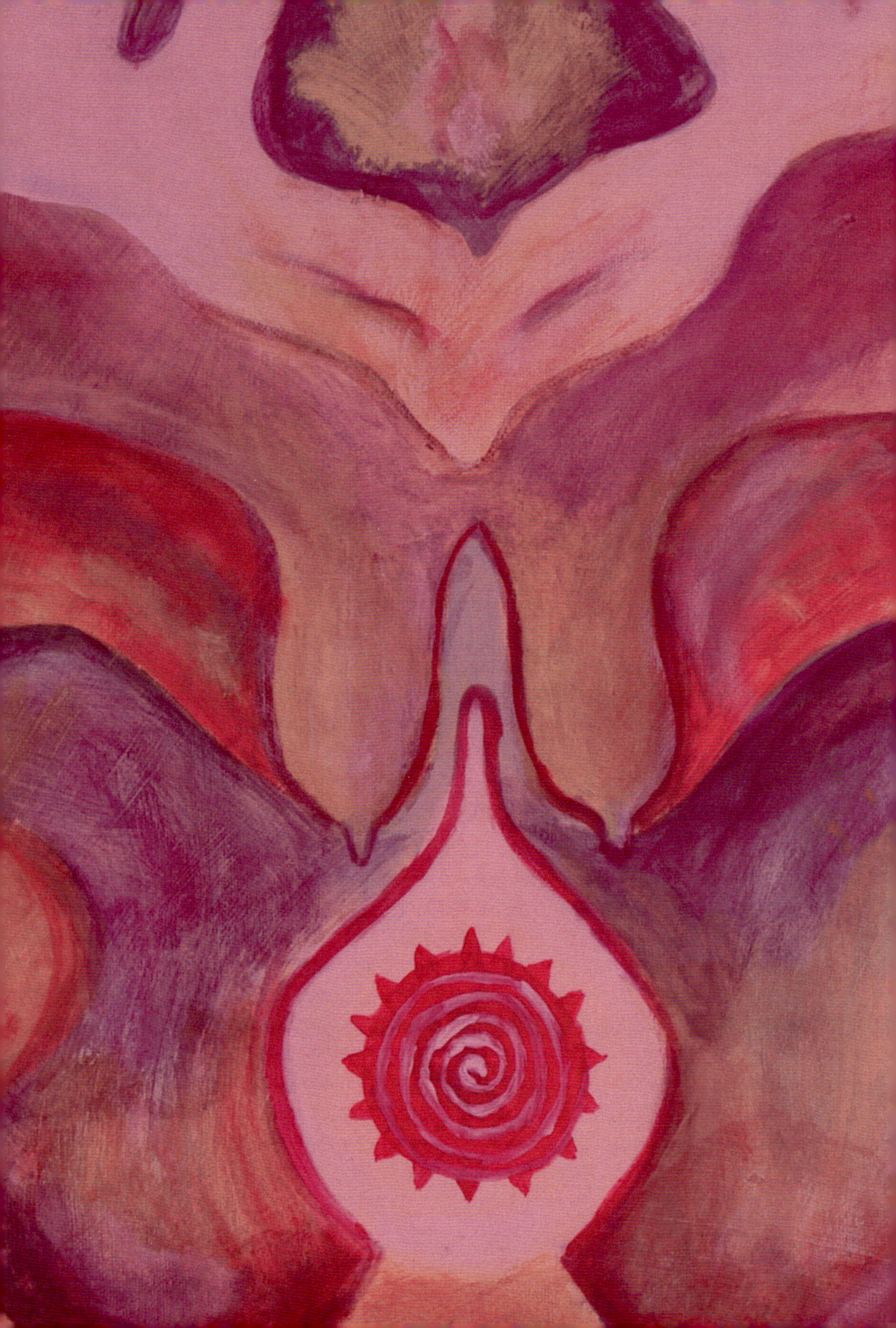

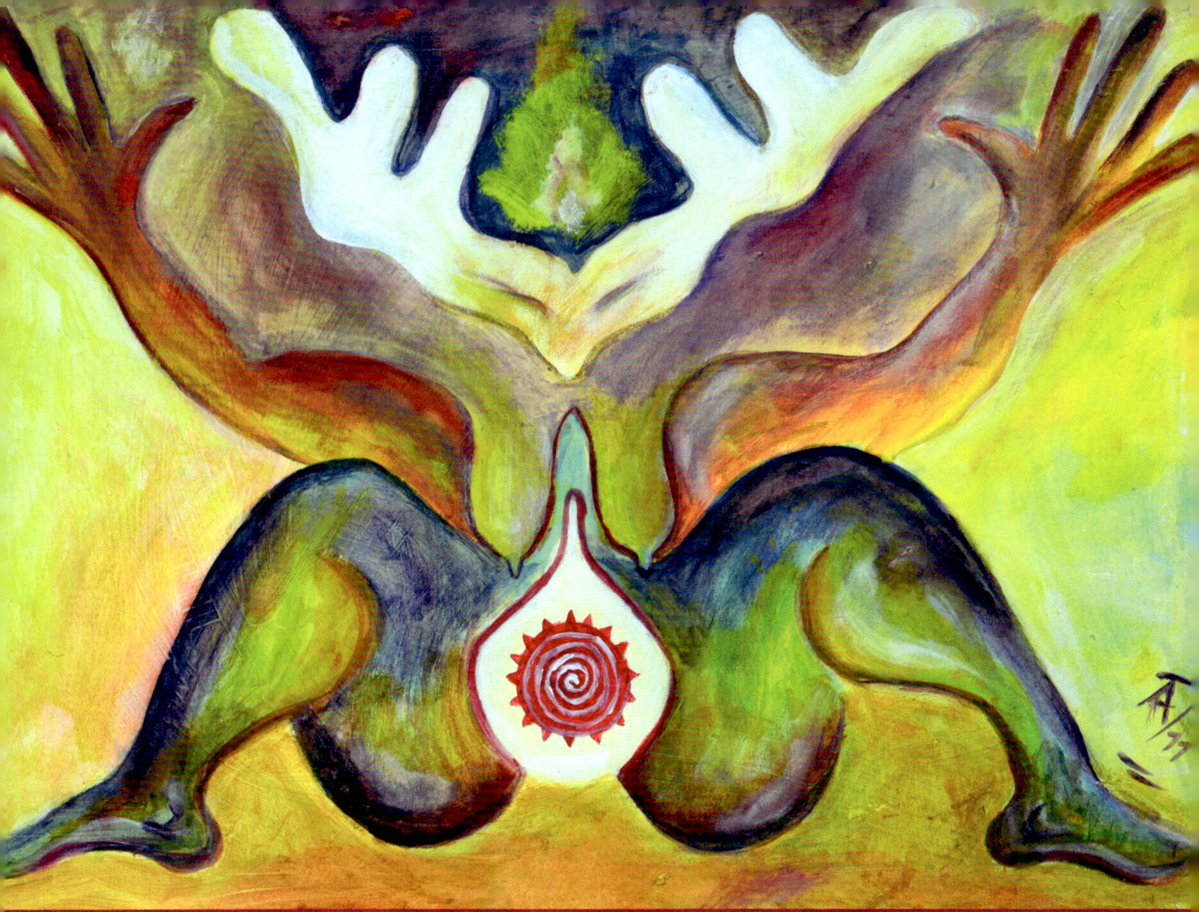

Rozhanitza

Die Rentier-Göttin soll zur Wintersonnenwende das Licht zur Welt bringen. Im russischen Kunsthandwerk gibt es Bilder dieser Göttin, die sie in der Gebärposition zeigen, bei der ihr Körper ein X formt: Mit gespreizten Beinen macht sie sich für die Geburt bereit und ist fest mit der Erde verbunden. Auch ihre Arme sind weit ausgebreitet und zum Himmel emporgehoben, als würde sie sich Kraft holen oder an einer unterstützenden Hebamme festhalten. Daher gilt das X – z. B. in der Kreuzstickerei – immer auch als Symbol für Geburt oder Gebärhaltung.

Kollektives Bewusstsein

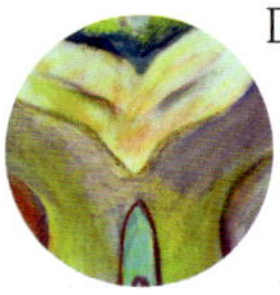

Dieses Buch wirft eine zentrale Frage auf: Wie konnte es dazu kommen, dass sich Frauen im Augenblick der größten Nähe zu sich selbst von ihrer Kraft entbunden fühlen? Eine bewusste Schwangerschaft und Geburt ist der Weg, dieser Zwickmühle zu entkommen. Beglückwünsche dich zu deiner Entscheidung, die Ungereimtheiten und Dissonanzen in deinem Fühlen und Denken über Geburt nicht mehr hinnehmen zu wollen und dich mit Schuld- und Versagensgefühlen zu quälen, sondern für dich stimmige, das heißt beglückende Wege zu deinem Kind zu suchen. Freue dich auf diese herausragende Erfahrung! Eine Erfahrung, die dich in deinem Inneren stärken wird.

Schwangerschaft und Geburt sind sehr intime Erfahrungen. Keine Erfahrung gleicht der anderen, das trifft auch zu, wenn du das zweite oder dritte Mal schwanger bist. Wie das Leben wollen auch Schwangerschaft und Geburt durchlebt, erfahren, erfühlt werden. So unendlich bunt und farbenreich wie die Schöpfung, so unterschiedlich verlaufen auch jede Schwangerschaft und jede Geburt. Bei weltweit etwa 210.000 Geburten am Tag, also vier Geburten pro Sekunde, ist dies für den menschlichen Verstand kaum zu erfassen. Wenn du Geburt verstehen möchtest, hilft dir das Wissen über die Abläufe der Geburt daher eigentlich nicht weiter. Es bietet dir Orientierung und Möglichkeiten der Einordnung, aber keine Handlungsanweisungen. Einfache Erklärungsmodelle werden den komplexen Vorgängen nicht gerecht. Und doch liegt in der großen Zahl an Geburten eine Beruhigung. Mach dir bewusst, dass du nicht die erste und einzige Frau bist, die ein Kind auf die Welt bringen wird. Damit ist nicht gemeint, dass du dich *nicht so anstellen sollst, andere haben es schließlich auch geschafft* – sondern es geht darum, ein Bewusstsein dafür zu entwickeln, dass du als schwangere Frau in einer langen Reihe mit anderen Frauen stehst, die bereits geboren haben.

Geburt als Band, das Frauen verbindet

Die Geburtserfahrungen, die von Generation zu Generation weitergegeben werden, sind ein starkes Band, das Frauen verbindet. Die Erfahrungen unzähliger Frauen haben sich seit Beginn der Menschheit ins kollektive Bewusstsein eingeschrieben. Die Geschichte der letzten Jahrhunderte zeigt, dass es sich dabei zum Großteil um äußerst negative Erfahrungen handelt. Diese negativen Verstrickungen gilt es, im Sinne einer bewussten Geburtsvorbereitung, aktiv von dir zu lösen und durch heilvolle Erfahrungen zu ersetzen. Die Zeit dafür ist reif, und wenn du darauf vertraust, wird es dir in Leichtigkeit gelingen.

Noch wird Geburt häufig mit Schmerz, Leid, Angst, Qual und Hilflosigkeit assoziiert. Dies steht jedoch konträr zu den Begriffen, die Menschen finden, die unter dem unmittelbaren Eindruck eines Geburtsereignisses stehen: Wunder, Seligkeit, tiefes Berührtwerden, Stille. Alles Bezeichnungen, die darauf hindeuten, dass unsere anerzogenen Erwartungen und das, was Geburt in ihrem Wesen wirklich ausmacht, nicht übereinstimmen. Was wir über Geburt denken und fühlen, entspringt nicht dem natürlichen Ablauf des Geburtsprozesses, sondern unterliegt einer kulturellen Deutung. Für eine bewusste Schwangerschaft und Geburt ist es daher sehr wichtig, dass du dich befreist von allen Vorstellungen über Geburt, die du kennst. Werde frei im Denken und Fühlen, um die Vorstellung einer kraftvollen und segensreichen Geburt in Freude in dir verankern zu können.

Sprache als Ausdruck des Bewusstseins

Richte dein Augenmerk zuerst auf deine Sprache. Bei der Weitergabe und Entschlüsselung von Deutungszusammenhängen ist die Sprache ein entscheidendes Medium. Worte entwickeln sich aus einem kulturellen Umfeld heraus und spiegeln die Geisteshaltung einer Zeit wider. Betrachtest du unter diesem Aspekt das gängige Geburtsvokabular, wirst du feststellen, dass die meisten Wörter eher angsteinflößend sind. Es sind Wörter, die einem männlich dominierten Blick von außen auf den weiblichen Körper entsprungen sind. Mit dem ursprünglichen Erfahrungshorizont von Frauen haben sie nichts zu tun. Für die Geburt sind sie für dich daher eigentlich nicht zu gebrauchen, da sie dich von dir entfernen bzw. dazu verleiten, dich selbst als Objekt wahrzunehmen.

Was verbindest du zum Beispiel mit dem Wort *Wehe?* Allein im Wortklang schwingt bereits der Ausdruck *Schmerz* mit, ein Empfinden, welches sich auch sprachwissenschaftlich nachweisen lässt. Warum also nicht ersetzen durch das Wort *Welle?* Welle erzeugt in uns ein Bild, das das Kommen und Gehen der Wehen auf sehr anschauliche und kraftvolle Weise darstellt.

Auch das Wort *Geburtsschmerzen* beeinflusst dein Bewusstsein im Voraus und lässt dich eine schreckliche Erfahrung erwarten. Das Wort *Empfindung* als Gegenmodell lässt hingegen offen, wie sich das Geburtsgeschehen für dich individuell anfühlen wird.

Welche Wörter du auch immer verwendest, mach dir deren Kraft (auch Negativkraft) bewusst und suche Begriffe, die dich stärken und schöne Bilder in dir erzeugen. Sei klar und eindeutig in deiner Sprache: Lass durch sie nur eine Richtung zu – ein erfüllendes Geburtserlebnis.

Wegweiser »Welle statt Wehe«

Sprache erzeugt Bewusstsein und umgekehrt. Das erkannte auch die weltbekannte Hebamme *Ina May Gaskin*. Von ihr stammt das Wort *Welle für Wehe*. Sie ist die Pionierin der sanften Geburt und hat in den 1970er-Jahren in den USA auf einer Farm einen Ort geschaffen, an dem Tausende von Frauen auf natürlichem Weg ohne Komplikationen ihr Kind auf die Welt gebracht haben. Sie tritt für einen Ablauf der Geburt ein, der konsequent von den Bedürfnissen der Gebärenden her gedacht wird. Ihre Forderungen nach einer frauenzentrierten Betreuung von Schwangeren durch die Geburt haben das Bewusstsein für die Notwendigkeit einer neuen Geburtskultur entscheidend vorangebracht. 2011 erhielt sie für ihr Lebenswerk den *Alternativen Nobelpreis*.

📖 Ina May Gaskin: *Birth Matters – Die Kraft der Geburt*. Fidibus Verlag, Schrobenhausen 2013

Das Wort *Wehe* ist darüber hinaus noch sehr aufschlussreich, da seine Deutung, wie wir sie heute verstehen, also mit Schmerz und Qual verbunden, auf einen Übersetzungsfehler bzw. eine freie Interpretation zurückzuführen ist. Das Wort wurde aus dem Hebräischen übernommen. *Etzev* wird in der Bibel, außer im Geburtskontext, zumeist mit *Arbeit* und *Anstrengung* übersetzt. *In den Wehen liegen* heißt ursprünglich *die Arbeit einer Frau vollbringen* und nicht *Schmerz erleiden*.

Es war *Grantly Dick-Read*, ein Arzt Anfang des 20. Jahrhunderts, der diese Fehldeutung erstmals feststellte. In seiner Praxis stieß er auf Frauen, die entgegen aller Annahmen sehr wohl in der Lage waren, unkompliziert und fast schmerzfrei zu gebären. Dieses Phänomen war damals undenkbar und ließ ihn so lange forschen, bis er belegen konnte: Schmerzen und Geburt haben kein symbiotisches und von der Natur determiniertes Verhältnis, sondern wurden unheilvoll von Menschen zusammengeschweißt.

Geburt als urgewaltige Erfahrung

Mit der Trennung von Leid und Geburt geht nicht die Annahme verloren, dass Gebären bzw. der kreative Akt des *Leben-zur-Welt-Bringens* eine gewaltige Anstrengung ist. Das ist es natürlich. Geburt ist eine urgewaltige, elementare Erfahrung. Bei der Geburt vollbringt dein Körper Höchstleistungen, die vielleicht sogar zu vergleichen sind mit dem Erklimmen des Mount Everest. Der Mount Everest ist ein heiliger Berg in Nepal, der in der Wahrnehmung der Einheimischen – wie übrigens viele andere Berge in der Welt auch (vgl. z.B. das Matterhorn = Mutterhorn in der Schweiz) – weiblich ist.

Die weibliche Interpretation von Bergen, Flüssen, Meeren, ja der ganzen Natur, ist uns in der modernen Welt nicht mehr geläufig. Unter anderem auch da viele Berge nach ihren Landvermessern umbenannt wurden. Der Name des höchsten Berges der Welt lautet ursprünglich *Chomulung-Ma,* was so viel heißt wie *Mutter des Universums* oder *Weiße Himmelsgöttin.* Die Einheimischen empfinden die Umbenennung in *Mount Everest* als Frevel, und für nachfolgende Generationen ist dadurch der ursprüngliche Zusammenhang von Berg und Weiblichkeit verstellt. Dabei ist die anfängliche Bedeutung sehr erhellend und durchaus ein machtvolles Weisheitswissen für Frauen. Dein Herz wird bereit für die Erfahrung, dass du und Mutter Natur eins seid bzw. ihr von gleicher Schöpfungskraft durchdrungen seid.

Wenn du Berge als weibliche Formationen der Schöpfung verstehst, dann erschließt sich dir auch ein tieferer Sinn hinter dem beliebten Vergleich von Geburt und Bergsteigen aus der Geburtshilfe. Du hast nicht nur ein anschauliches Beispiel an der Hand, sondern darfst erkennen, dass dir die Natur Inspiration und Kraftpunkt sein kann. Denn auch wenn du keine Erfahrungen mit dem Bergsteigen hast, kannst du dir sicher leicht vorstellen, dass Bergsteigen so schön wie herausfordernd ist. Eine Erfahrung, die das Leben verändert. Sicher werden beim Aufstieg die körperlichen Schmerzen präsent sein und dich Ängste und das Gefühl, aufgeben zu wollen, belasten. Im Vertrauen auf die eigenen Kräfte und mit dem unbeirrbaren Ziel vor Augen, kann es dir jedoch gelingen, dich davon frei zu machen. Alle Anstrengung weicht dann aus deinem Gesicht, wenn das Ziel erreicht ist. Ein unbeschreibliches Gefühl der Demut, Dankbarkeit und Staunen vor der Natur, dem Leben und auch der eigenen Kraft breiten sich in dir aus.

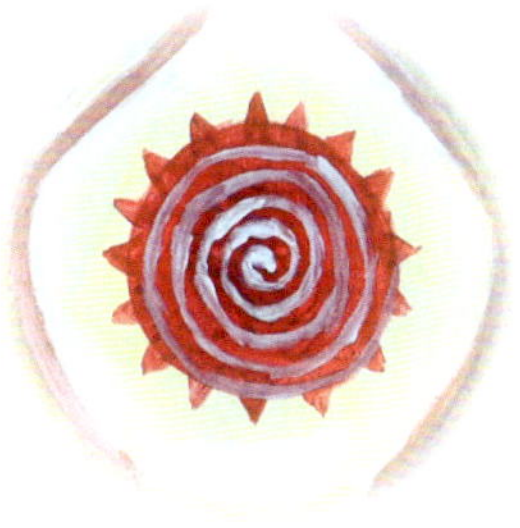

Lass dir sagen, dass es im Verlauf einer Geburt noch eindrücklicher wird: Jede Gebärende strahlt trotz der Anstrengung und Schmerzen, die sie empfinden mag, eine atemberaubende Schönheit aus. Wer das Glück hat, einer Gebärenden einmal genau ins Gesicht zu schauen, der darf sehen, dass sie in Wahrheit keine Qualen durchleidet, auch wenn sie selbst die Schmerzen als Hölle erleben sollte. Sie sieht aus wie eine Göttin, die die erhabenste Aufgabe der Welt vollbringt, für die sie mit der Geburt ihres Kindes beschenkt wird.

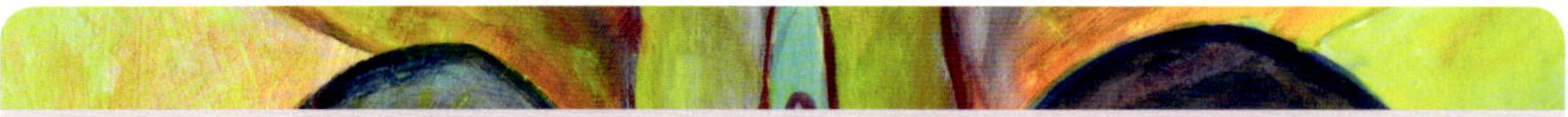

Wegweiser »Geburt und Berg«

In der Mitte einer Schwangerschaft wird vom *Bergfest* gesprochen. Am Beispiel einer Bergbesteigung kannst du dir die Anforderungen für eine bewusste Geburt vor Augen halten. Bergsteigen ist eine echte Grenzerfahrung. Dies hört sich gefährlich an, wenn man mit falschen Annahmen startet. Wenn du dich bewusst auf die Aufgabe vorbereitest und deinen Teil der Verantwortung annimmst, kann das Unterfangen glücken.

Bewusst vorbereiten meint die Verinnerlichung des Zieles, die klare Absicht vor Augen, den Gipfel zu erklimmen, und alles dafür zu tun, damit dieses Ziel auch erreicht wird. Aus diesem uneingeschränkten *Ja, ich will* entspringt bereits die Kraft, durchzuhalten. Einmal begonnen, gibt es dann nur noch eine Richtung. Der Weg wird leichter für dich, wenn du deinen Körper und deine Psyche gut kennst und dich auf deine Körperwahrnehmung und deine Wegbegleiter verlassen kannst. Den Weg musst du letztlich allein zurücklegen, wenngleich er gemeinsam mit Vertrauten leichter zu bewältigen ist. Und doch wird der Punkt kommen, der dir alles abverlangt, der dich an deine Grenzen bringt. Dann gilt es, die Kraft in dir zu finden, die dich durchhalten lässt. An dieser Grenze fühlst du dich, auch aufgrund der körpereigenen Hormonausschüttung, wie im Rausch. Oben angekommen, erscheint es wie ein Wunder. Alle Anstrengung ist vom Empfinden des Glücks und der Freude überstrahlt.

Geburt als »Kopfkino«

Doch warum verbreitet sich diese erhabene und berauschende Sicht auf die Geburt nicht? Weil nicht sein kann, was (noch) nicht sein darf! Wir Frauen selbst gestehen uns dieses Bild von Geburt oft noch nicht zu. Schnell sind wir im Bewertungsmodus, der da lauten kann: »Ja, haben denn dann alle Frauen vorher etwas falsch gemacht?« Haben sie nicht. Sie wurden nur in einer für das Selbst-Bewusstsein von Frauen schweren Zeit geboren. Einer Zeit, in der sie von klein auf mit der Vorstellung aufgewachsen sind, dass Geburt ein Risiko und ein äußerst schmerzhaftes und mitunter lebensbedrohliches Unterfangen sein kann. Alle diese Frauen haben erfahren, was sie im Vorfeld erwartet hatten. Diese Erfahrungen sagen viel mehr etwas über das Zusammenwirken von Körper, Geist und Seele aus als über den Zusammenhang von Geburt und Leid oder den natürlichen Geburtsablauf.

Wenn du nicht in diese Fallen tappen willst, dann überprüfe zuallererst deine Glaubenssätze und inneren Bilder. Gerade im medialen Zeitalter, in dem wir mit Bildern überflutet werden, ist es gar nicht so leicht herauszufinden, welches Bild sich nun im Unterbewusstsein festgesetzt hat und unsere Sichtweise vorgibt. Alle Bilder, die wir aufnehmen, hinterlassen Spuren in unserem Unterbewusstsein. Sie steuern unser Denken und Handeln, auch wenn wir uns dessen nicht bewusst sind.

Das Unterbewusstsein kann nicht zwischen Bildern im Kopf und der Realität unterscheiden. Die Werbung arbeitet gezielt mit diesem Mechanismus. So hat sich möglicherweise auch dein Bild von Schwangerschaft und Geburt im Laufe deines Lebens zusammengesetzt: Aus Erzählungen deiner Mutter und anderer weiblicher Bezugspersonen; aus inszenierten Bildern der Medienbranche; aus unbedarften Kommentaren Dritter; aus Darstellungen von anderen Müttern, die im Zweifel immer drastischer ausfallen als die Wirklichkeit; aus unschönen medizinischen Berichten und vielem mehr.

Wegweiser »Visualisierungen«

Visualisierungstechniken sind eine besondere Form von Entspannungsübungen. Sie arbeiten mit der Kraft innerer Bilder, um den Geist neben der Entspannung zusätzlich auf ein erwünschtes Bewusstsein auszurichten. Das Unterbewusstsein kennt den Unterschied von Bild und Wirklichkeit nicht. Neue Bilder und Vorstellungen können daher gut im Unterbewusstsein verankert werden, sodass sie für dich zur Wirklichkeit werden können.

In der Vorbereitung auf die Geburt sind Visualisierungstechniken besonders geeignet, um schöne, kraftspendende Bilder mit dem Prozess der Geburt zu verankern. Bereite dich bitte auf die folgende Übung wie bei jeder Entspannungsübung vor, die in diesem Buch vorgestellt wird. Mach es dir bequem, und konzentriere dich auf deinen Atem. Atme ein paar Mal bewusst und tief ein und aus!

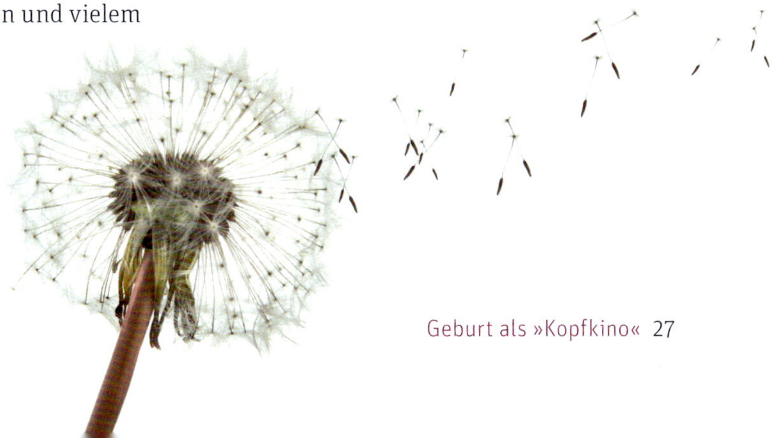

Übung »Der Weg ins Licht«

Der Weg ins Licht ist eine Übung zur inneren Vorschau auf die Schönheit des Moments der Geburt, also des Moments, in dem dein Kind in den Geburtskanal eintritt und zum Ausgang ins Licht rutscht. Ein Moment, der vielen Frauen Angst macht und auch während der Geburt als unangenehm empfunden werden kann. Die Bezeichnung *Der Weg ins Licht* ist normalerweise gebräuchlich, um den Übergang eines Menschen vom Leben in den Tod zu beschreiben. Im Kontext der Geburt findet sie nun ihren Platz, um die Nähe beider Ereignisse ins Bewusstsein zu holen und dadurch die Angst vor dieser Erkenntnis zu verlieren. Denn so wie ein sterbender Mensch seine vertraute Umgebung verlassen muss für eine Reise ins Ungewisse in eine Welt, die außerhalb seiner Vorstellungskraft liegt, so muss sich auch das Baby auf die Reise durch den Geburtskanal machen, um das Leben außerhalb des Mutterleibes anzutreten.

Die Visualisierung hilft dir, Licht ins Dunkel zu bringen und deinen Geist zu fokussieren, um all deine Liebe und Zuversicht zu deinem Kind schicken zu können, damit der Moment des Übergangs mit leichtem Herzen glücken kann. Vergiss nicht: Wenn dein Kind im Geburtskanal ist, hast du es im Grunde geschafft. Nur noch wenige Atemzüge trennen dich von deinem Baby und der Vollendung deiner Geburtsarbeit. Schick dein Kind kraft deiner Gedanken auf den Weg ins Licht dieser Welt!

Atme tief ein und aus! Mit jedem Atemzug atmest du tiefer in deinen Bauch. Du machst dich auf den Weg an einen schönen Ort in der Natur. Es ist ein Ort, an dem du Kraft tanken und zu dir finden kannst. Hier liegt der Zauber des Lebens in der Luft. Du lässt dich ein auf deine Umgebung,

Eine *echte Geburt,* aus der heraus du dir dein eigenes Bild hättest formen können, hast du vielleicht noch nicht miterleben können? Die Chance, eine Geburt live mitzuerleben, ohne selbst beteiligt zu sein, hat in unserer Zeit kaum jemand.

Geburt und auch Tod sind nicht mehr Teil unserer Alltagserfahrungen. Damit sind wilden Fantasien Tür und Tor geöffnet. Sie sind normalerweise stets schrecklicher, als es die Wirklichkeit je sein kann. Mit den wesentlichen Fragen des Lebens beschäftigen sich die meisten erst, wenn es sie selbst betrifft. Die eigene Betroffenheit erschwert einen klaren Blick. Wenn überhaupt, dann zeigt sich oft erst spät, dass sich die Zerrbilder in unser Unterbewusstsein geschlichen haben und dass wir uns davon verleiten ließen, statt selbstbestimmt und in Klarheit zu hörst, riechst, fühlst, schmeckst deine Umwelt. Alles ist dir vertraut. Es ist dein Lebensplatz. Hier fühlst du dich wohl und lässt alle Gedanken los. Hier bist du eins mit der Natur. Du bist du. Und während du so bei dir bist, öffnet sich der Himmel, alle Wolken ziehen auf, als ob jemand an einer Schnur gezogen hätte, und die Sonnenstrahlen kommen hervor. Sie strahlen bis auf die Erde, bis auf deinen Kopf. Du spürst die Wärme und kannst zulassen, dass das Licht in deine Augen scheint. Es blendet dich nicht, sondern erfüllt dich innerlich mit einem hellen, weiß-goldenen Schein. Stell dir nun bei jedem Atemzug vor, wie das wohltuende Licht deinen Körper mit Kraft und Energie von oben nach unten flutet. Mit jedem Ausatmen bleibt das Licht in dir, und die Spannung weicht aus deinem Körper. Du lässt in Freude los. Stell dir nun vor, dieses Licht leuchtet auch deinem Kind den Weg in die Welt. Der Weg ins Licht bringt es auf einem hellen Weg der Freude zu dir und in deine Arme.

Atme während der gesamten Visualisierungsübung ruhig und entspannt. Konzentriere dich auf die Bilder und versuche, die warmen, wohligen Sinneseindrücke zu spüren. Lass deinen Atem und deinen Körper frei. Mit dieser Visualisierung ist dein Kind beschützt und wird in Freude das Licht der Welt erblicken.

Daniel Wilk: *Die Melodie der Ruhe.* Carl Auer Verlag, Heidelberg 2014

agieren. Geburt ist ein Vorgang, der dich in Kontakt mit deinen inneren Bildern bringen wird, positiv wie negativ. Die eigenen Bilder zu kennen, macht dich frei im Denken, Fühlen und Handeln und nicht zu deren Marionette. Störbilder erst im Verlauf der Geburt aufzuspüren oder positiv zu bearbeiten, ist fast unmöglich.

Solche Störbilder erst im Verlauf einer Geburt aufzuarbeiten oder zu beseitigen, ist dann fast unmöglich. In den Monaten der Schwangerschaft hast du genügend Zeit, dich mit diesen Zerrbildern zu beschäftigen, um frei zu werden für dein ureigenes Erleben von Geburt, für dein persönliches Wunder.

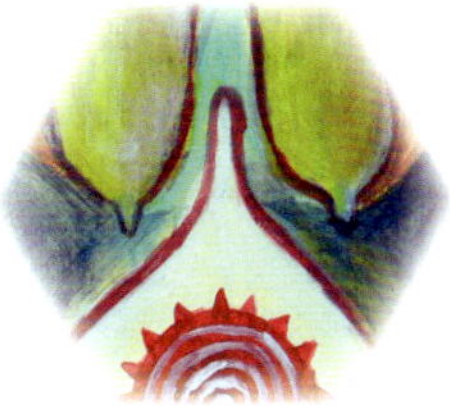

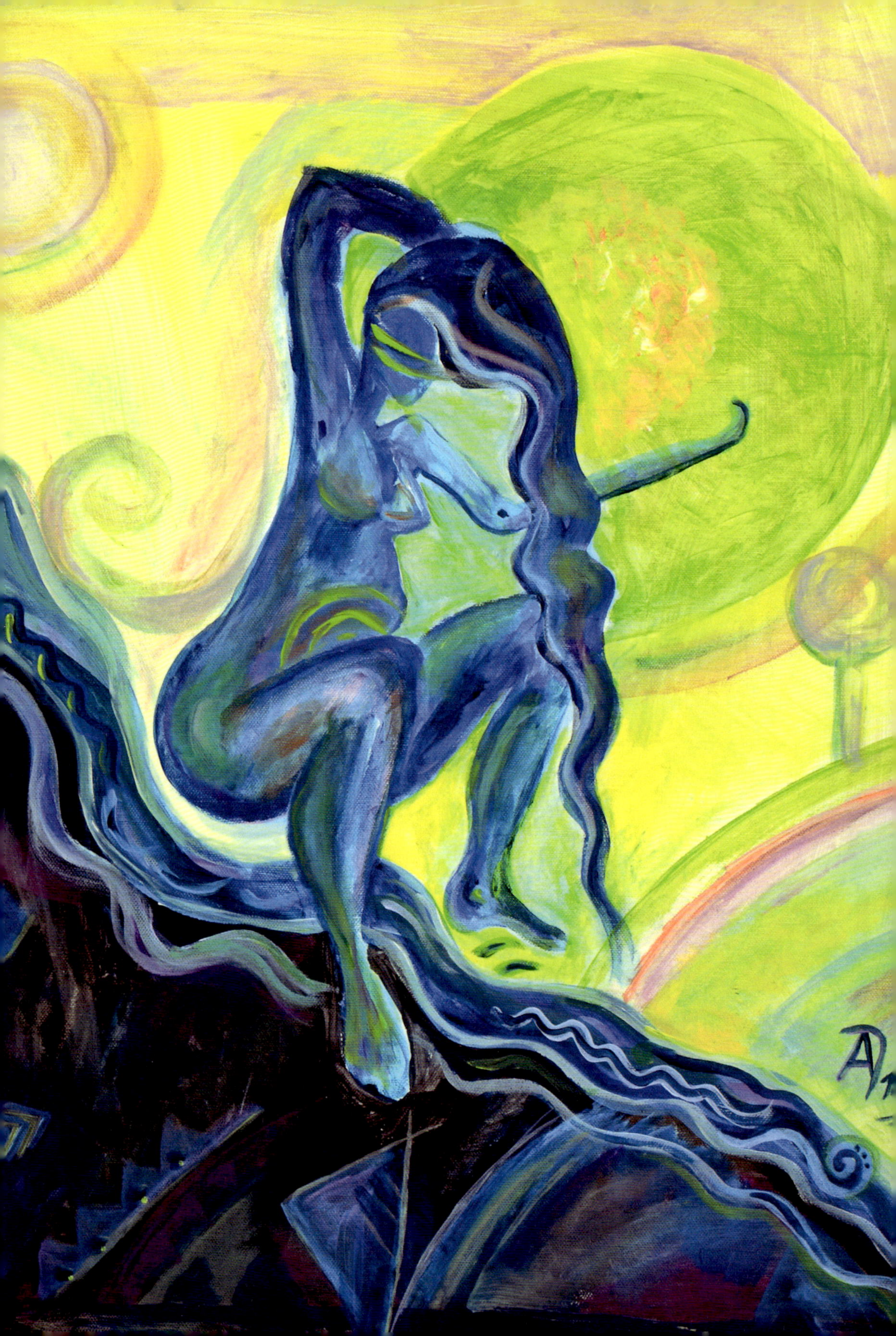

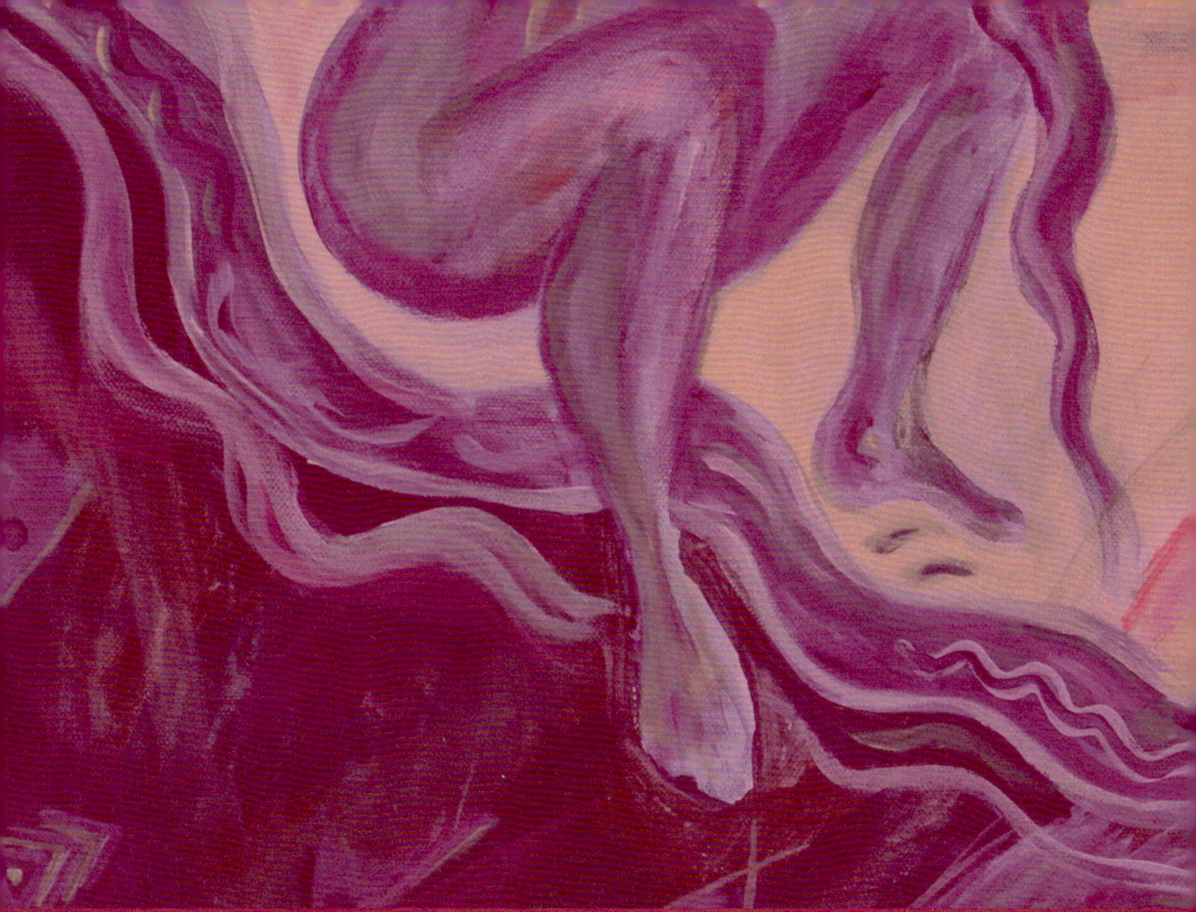

Letho

Letho ist vor allem wegen des nach ihr benannten Unterwelt-Flusses *Lethe* bekannt. Neugeborene trinken daraus und vergessen alles, was sie vor dem Leben auf der anderen Seite des Flusses im Jenseits erlebt haben. Sie ist eine jener Göttinnen, die für ihre Niederkunft erschwerte Bedingungen hatte: Letho durfte ihre Kinder auf keinerlei festem Boden und nur auf einem Land zur Welt bringen, das noch nie von der Sonne beschienen wurde. Schließlich fand sich eine Lösung, und ihre Zwillinge *Artemis* und *Apoll* kamen auf einer gerade aus den Meeresfluten aufgetauchten schwimmenden Insel zur Welt. Viele Göttinnen des Olymp standen Letho als Geburtshelferinnen zur Seite. Die Erstgeborene Artemis soll gleich nach ihrer Geburt ihrer Mutter bei der Entbindung ihres Bruders Apoll geholfen haben. Der Letho-Mythos ist eine schöne Schilderung von unterstützender Frauenkraft während eines Geburtsvorganges.

Bedeutungswandel von Geburt

Die Bilder von der Geburt, die wir im Unterbewusstsein mit uns herumtragen, haben sich im Laufe der Menschheitsgeschichte entwickelt. Sie wurden in Abhängigkeit vom herrschenden Zeitgeist immer wieder überschrieben. Das Ursprungsbild von Geburt kennen wir heute nicht mehr. Es ist gut möglich, dass Vorstellungen, die uns heute an eine Bewusstseins-Revolution denken lassen, einst gelebte Normalität waren. Denn das Erleben von Geburt war bei Weitem nicht immer so, wie wir heute glauben, dass es natürlich sei. Es hat sich vielmehr im Laufe der Jahrhunderte gravierend verändert. Der Blick zurück ist wichtig, um zu verstehen, warum wir heute Geburt so wahrnehmen und einordnen, wie wir es gewöhnlich tun.

Ziel der Rückschau ist nicht die exakte Abbildung der geschichtlichen Entwicklung, der Rückblick will dich vielmehr inspirieren, aus den Überresten mutig und kreativ ein neues Fundament zu bauen, auf dem du deine eigene Vision der Geburt verwirklichen kannst. Frei werden von alten Bildern heißt auch, sich von alten Denkstrukturen zu befreien. Schuldige auszumachen, Männer an den Pranger zu stellen oder zum Gegenschlag aufzurufen, ist ausdrücklich nicht beabsichtigt. Die Geschichte war, wie sie war, und verliert ihren Schrecken und Würgegriff, wenn du sie in aller Klarheit anschaust, benennst und in Frieden als Vergangenheit ziehen lässt. Dieser Akt der Versöhnung ist unverzichtbar, damit du dich aus der kollektiven Opferrolle erheben und wieder in deine Urkraft finden kannst. Damit ziehst du und zieht jede andere Frau, die sich aufmacht, einen längst überfälligen Schlussstrich unter die Unterdrückung der weiblichen Kraft.

Niemand kann wohl widersprechen, dass ein Umdenken dringend notwendig ist. In der Unterdrückung der weiblichen Kraft spiegelt sich schließlich die Geringschätzung von Mutter Erde und eine immer tiefer werdende Entfremdung der Welt des Menschen von der Natur wider. Eine Kluft, die die Existenz der Welt bedroht. Als werdende Mutter denkst du bestimmt auch über die Zukunft nach. In welcher Welt wird dein Kind einmal leben? Dies ist ein Grund mehr, dich mit einer bewussten Schwangerschaft und Geburt zu beschäftigen.

Die Entstehung eines neuen Menschen war einst ein großes Geheimnis, ein echtes Wunder. Mit Ehrfurcht vor dem Leben bestaunten die Menschen die kraftvollen Prozesse der Geburt. Geburt war ein Segen, sicherte doch die Geburt eines Kindes den Fortbestand und das Überleben der Gruppe. Schwangere Frauen und ihre Fähigkeit zu gebären waren daher hoch angesehen. Archäologische Funde von fruchtbaren Frau-

Wegweiser »Urzeitliche Venusfiguren«

Die Urgeschichte bezeichnet die älteste Periode der Menschheitsgeschichte von vor etwa 2,5 Millionen Jahren bis hin zur Zeit der ersten Schriftzeichen. Die älteste bisher bekannte Venusfigur wurde 2008 auf der Schwäbischen Alb von zwei Archäologinnen gefunden. Die *Venus vom Hohle Fels* wurde vor circa 40.000 Jahren aus Holz geschnitzt und zeigt eine hochschwangere Frau. Diese Figur ist rund 10.000 Jahre älter als die älteste bisher bekannte Venusfigur, die *Venus von Willendorf*. Dies zeigt, dass der Venuskult nicht nur weitverbreitet war, sondern auch sehr lange Bestand hatte. Die Funde lassen zudem darauf schließen, dass die Menschen damals Zeit für Schnitzereien und Höhlenmalereien hatten. Abdrücke von Kinderhänden lassen vermuten, dass die Zeichnungen von Müttern in Begleitung ihrer Kinder angefertigt wurden. Sogar eine Flöte wurde in der Schwäbischen Alb aus dieser Zeit gefunden. Beleg dafür, dass die Eiszeitmenschen künstlerisch aktiv und somit weit weniger primitiv waren, als das allgemein vermutet wird. Die Urgeschichte steht für das *goldene Zeitalter* der Menschen, in dem sie in Frieden und Fülle lebten.

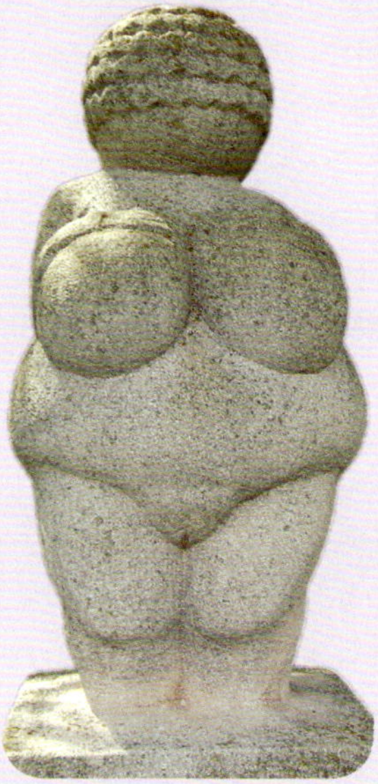

Venus von Willendorf

Kirsten Armbruster: *Matrifokalität – Mütter im Zentrum. Ein Plädoyer für die Natur.* BoD, Riedenburg 2014

enfiguren zeigen, dass die ersten Menschen weltweit Muttergottheiten als Lebensspenderinnen und Nährende verehrten.
Die *Venus von Laussel* zum Beispiel, die 1911 in der Nähe der Gemeinde Marquay in Frankreich gefunden wurde, zeigt die Verehrung von Frauen in den urzeitlichen Gesellschaften. Die französische *Venus mit Horn,* wie sie auch genannt wird, ist circa 25.000 Jahre alt und eine in Kalkstein gemeißelte Frauenfigur von etwa 42 cm Höhe. Ursprünglich war sie mit rotem Ocker bemalt, wie Farbreste verraten. Das Horn in ihrer Hand hat 13 Einkerbungen, eine Zahl, die mit dem weiblichen Zyklus im Jahr oder den Mondphasen eines Jahres in Verbindung steht und veranschaulicht, dass Frauen in den frühen Gesellschaften einen herausgehobenen Platz als Schöpferinnen und nährende Mutter hatten.

Die Urfrauen hatten bereits genaue Kenntnisse der weiblichen Geschlechtsorgane, wie Abbildungen von Gebärmutter und Eierstöcken zeigen. Es waren bereits Hochkulturen, in denen Frauen die Mittlerinnen zwischen der menschlichen und göttlichen Sphäre waren. Das verbindende Element war die Geburt als ein sakraler Akt, ein Geschenk des Lebens an die Frauen. Die Frauen hatten qua Anbindung an das Göttliche und ihrer integrierenden und ganzheitlichen Sichtweise auf das Leben eine natürliche Vormachtstellung.

Noch bis etwa 3000 vor Christus und später im Alten Testament wurde Geburt als ein Segen für Mann und Frau bezeichnet. Es wird von Geburten jüdischer Frauen berichtet, die in wenigen Stunden ohne Schmerzen vollbracht wurden. Vertraut mit den Kräften der weiblichen Natur und eingebunden in den Kreislauf der Natur waren sie fähig, sich voller Vertrauen dem Geburtsgeschehen hinzugeben.

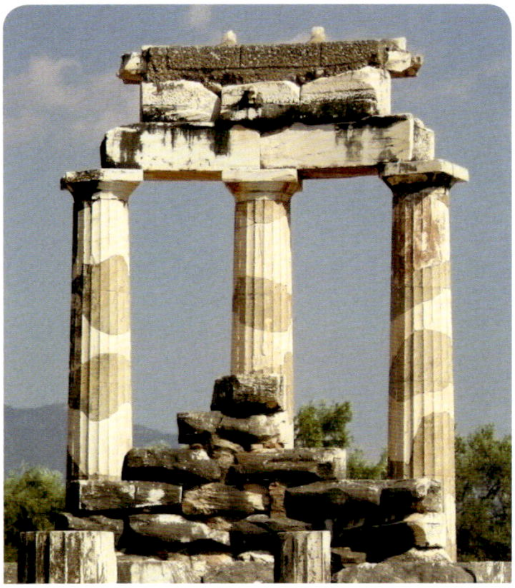

Im alten Griechenland entwickelte sich um den Urschoß der Welt ein wahrer Kult. In Delphi (abgeleitet vom griechischen Wort für *Gebärmutter*) entstand ein heiliger Ort, der den antiken Menschen als Mittelpunkt der Welt galt. Weissagungen aus dem Inneren der Mutter Erde forderten die Menschen auf: »Erkenne Dich selbst!« Auch mächtige Männer und Herrscher vertrauten sich dem Rat der jungen Priesterinnen an, die in Trance und in Verbindung mit dem Urschoß orakelten. Die uralte Verbindung von weiblicher Kraft, Weisheit, Vision, Macht und Heilung, vereint im Symbol der Schlange, tritt hier eindrucksvoll zutage und zeugt von der Bedeutung des Weiblichen in der Welt.

Als Männer die Medizin als Beruf für sich entdeckten und altes, tradiertes weibliches Heilwissen systematisierten und festschrieben, hielten sie sich aus den Vorgängen der Geburt zunächst respektvoll heraus. Sie beschrieben lediglich, wie sich die Kräfte des weiblichen Körpers von allein entfalten, wenn Frauen während der Geburt in Ruhe gelassen werden und bei sich sein können. Der Zusammenhang von Entspannung und unkomplizierter Geburt war damals schon so offensichtlich und gehörte für *jedermann* zum Allgemeinwissen.

Der wohl berühmteste Arzt des Altertums, *Hippokrates* (um 460 bis etwa 370 v. Chr.), erkannte darüber hinaus die große Bedeutung der Anwesenheit anderer Frauen auf den Geburtsverlauf und gab den ersten uns bekannten Unterricht für Hebammen. Hebammen gab es jedoch schon lange vorher. Bereits im Talmud um 5700 v. Chr. wird das heilvolle Wirken von Hebammen zum ersten Mal schriftlich erwähnt. *Soranos von Ephesos,* der 100 n. Chr. in Rom als Arzt tätig war, verfasste das erste Geburtshilfebuch. Leider waren die Schriften lange Zeit verschollen und tauchten erst um 1600 wieder auf. Darin steht, was Tausende von Jahren als selbstverständlich gegolten hatte: bei der Geburt auf die Bedürfnisse und Gefühle der Frauen zu hören, ihnen mit Freundlichkeit und Sanftmut zu begegnen und dafür zu sorgen, dass sie in entspannter und behüteter Umgebung ihr Kind auf die Welt bringen können. Dies war der goldene Weg, den Frauen beschritten hatten, um Komplikationen bei der Geburt gar nicht erst aufkommen zu lassen.

Etwa 200 Jahre nach Christi Geburt kam man von diesem bewährten, heilvollen Weg ab. Mit zunehmender Macht der Kirchen und der Dogmatisierung ihrer Lehren forderten Priester und Mönche das Privileg der Heilung für sich ein. Immer argwöhnischer beäugte die Kirche daher das Wissen der weisen Frauen, der Hebammen und Heilerinnen. Wie wir wissen, fand diese Entwicklung ihren schrecklichen Höhepunkt in der Hexenverfolgung des Mittelalters. Aber auch für die einfache Frau hatte diese Entwicklung dramatische Folgen. Gemäß vorherrschender Meinung der Kirchenväter waren Frauen mit dem Fluch der Eva belegt. Aufgrund der Erbsünde wurde die Schwangere und Gebärende bei der Geburt nicht als unverschuldete Kranke betrachtet. Mit dieser Einstufung wurde den Frauen jeglicher Beistand bei der Geburt verboten.

Im christlich dominierten Europa des Mittelalters waren weder medizinische Hilfe noch die Unterstützung im Frauenverbund, etwa durch Hebammen, erlaubt, sodass Schwangere ihre Kinder entweder im Verborgenen oder in Isolation auf die Welt bringen mussten. In beiden Fällen erzeugten Ausgrenzung und das Alleingelassensein große Ängste und Unsicherheiten bei den Frauen. Dadurch häuften sich Komplikationen bei der Geburt, häufig sogar mit Todesfolge für Mutter und Kind. Die Menschen deuteten damals diese qualvollen und fürchterlichen Geburten als Strafe Gottes oder als Ausgeliefertsein der Frauen an die Willkür der Natur. Zu Opfern gemacht, wurden Frauen auf diese Weise nach und nach ihrer Kraft beraubt.

Auch wenn das Leid dieser Frauen auf den ersten Blick nichts mehr mit dir zu tun hat, ist es doch für dein Verständnis von Geburt wichtig. Es führt dir vor Augen, wie die Stärke der Frau und ihre herausragende Gabe, nämlich Kinder zu gebären, zu ihrem Nachteil, ja zu ihrer Schwachstelle werden konnten. Durch die jahrhundertelange Verletzung und Traumatisierung des Weiblichen war die kollektive Psyche der Frauen gebrochen. Frauen selbst sahen die schmerzhafte Geburt inzwischen als Strafe an, die sie erdulden müssen.

Als um das Jahr 1600 Geburtshilfe als – wenn auch unehrenhafte – Beschäftigung

Wegweiser »Kollektives Trauma«

Hinter der persönlichen Verunsicherung und Angst vieler Frauen steht ein jahrhundertealtes kollektives Trauma. Lass diesen Satz in deinem Bewusstsein wirken, und es öffnet sich dir ein Zugang zu deiner inneren Freiheit und Souveränität. Die Rückenlage als bevorzugte Geburtsposition der Ärzte sei hier beispielhaft herausgegriffen.

Von Frankreich ausgehend verbreitete sich eine für Frauen verheerende Entwicklung in ganz Europa. Die Rückenlage bei der Geburt wurde en vogue und von Ärzten als fortschrittliche Geburtsmethode gepriesen. Dass es sich dabei um eine äußerst ungeeignete und für Mutter und Kind quälende und anstrengende Geburtsposition handelt, wurde ausgeblendet. Dieser Trend war einst von *Ludwig XIV.*, dem französischen Sonnenkönig und damals mächtigsten Mann, ins Leben gerufen worden. Er war ein Voyeur und zwang seine Frauen, während der Geburt auf dem Rücken zu liegen, damit er einen besseren Blick auf das Geschehen hatte. Das ist ein besonders beschämendes Beispiel, wie Frauen erniedrigt und ihrer Kraft beraubt wurden.

Dass in der sogenannten zivilisierten Welt Frauen jahrhundertelang – und immer noch (!) – in dieser gegen die Kräfte der Natur arbeitenden Position versuchen, ihr Kind hinauszupressen, dass diese Perversion als ärztliche Maßnahme statt als Unterwerfung der Frau benannt wird, das ist der eigentliche Skandal und Stachel im Fleisch der Frauen. Dass Frauen diese Geburtsstrapazen über sich ergehen lassen, obwohl der Widersinn offensichtlich ist, zeigt, wie tief das kollektive Trauma sitzt.

Livia Görner: *Die Wahrheit übers Kinderkriegen. Eine Hebamme klärt auf.* Albrecht Knaus Verlag, München 2014
Matthias A. Exl: *Befreie dich selbst! Über die Kunst, wahrhaftig zu leben.* Mankau Verlag, Murnau 2008

wieder zugelassen wurde, war die unheilvolle Verbindung zwischen Unglück und Geburt in den Köpfen der Menschen bereits fest verankert. Weise Frauen und Hebammen wurden als *Wehemütter* bezeichnet, deren Anwesenheit Leid und Schmerz brachte. Das Wissen um die Kraft und Erhöhung der Frauen durch die Geburt war verschüttet. Dies änderte sich auch nicht, als durch die Anwendung von Schmerzmitteln und die Betäubung der Frauen bei der Geburt zwar die Schmerzen gelindert werden konnten, sich Komplikationen und schwere Verletzungen von Frauen und Kindern dadurch aber häuften.

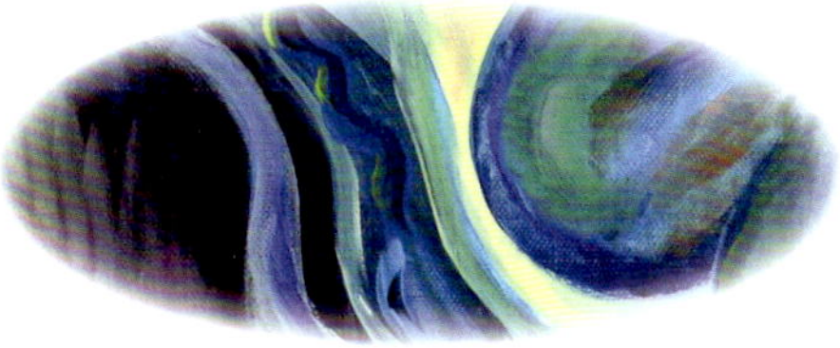

Frauen um 1800 hatten regelrecht Panik vor den Gebäranstalten, in denen sie dem Willen und den anatomischen Interessen der Ärzte ausgeliefert waren. Viele versuchten, sich vor deren Zugriff zu verstecken. Es kam sogar vor, dass Frauen ihre Wehen unterdrückten, nur damit sie die Anstalten wieder verlassen konnten. Sie erlebten dort nicht selten die Hölle. Heute wissen wir, dass Äther als Betäubungsmittel zur Folge hatte, dass der weibliche Körper die Wehentätigkeit einstellte, sodass die Frauen nicht mehr in der Lage waren, ihre Kinder aus eigener Kraft auf die Welt zu bringen. Die Entbindung mit medizinischen Geräten wurde notwendig, wenn Mutter und Kind gerettet werden wollten, was oftmals brutale Verletzungen zur Folge hatte.

Da sich die verabreichten Schmerzmittel nicht kontrollieren ließen, starben viele Frauen bei der Geburt. Weil Schmerzmittel nur in Krankenhäusern gegeben werden konnten und die medizinische Geburtshilfe durch königliche Vorbilder – wie etwa die Geburt von *Kaiser Wilhelm II.* (1859 – 1941) – in der Oberschicht populärer wurde, erhöhte sich die Müttersterblichkeit in den Krankenhäusern der Städte drastisch. Die Gründe dafür waren ferner der Stillstand in der medizinischen Entwicklung, die hygienischen Zustände, die mangelnde Erfahrung der Ärzte und die Abwertung des Hebammenwissens. Die Verknüpfung von Todesangst und Geburt verfestigte sich Mitte des 19. Jahrhunderts noch und setzte sich im kollektiven Bewusstsein der Frauen fest.

******

Die Angst unter den Frauen hält an, obwohl Geburten – auch aufgrund der erfreulichen Fortschritte der Medizin – längst keine Todesbedrohung mehr darstellen. Halten wir vielleicht auch deshalb an der Todesangst fest, weil wir die qualitative Nähe von Tod und Geburt im Sinne einer intensiven spirituellen Erfahrung spüren, aber durch die angsterfüllten Zerrbilder der Wirklichkeit nicht mehr deuten und einordnen können? Der Blick zurück soll dich anregen, darüber nachzudenken, ob Geburt wirklich zwangsläufig mit Schmerzen und Gefühlen der Ohnmacht einhergehen muss oder ob dies nicht vielmehr eine Folge der menschlichen/männlichen Entgleisung der letzten Jahrhunderte ist?

Scheust du dich vor einer Antwort, aus Angst, den Männern die Schuld geben zu müssen? Mach dich frei von jeglichen Schuldzuweisungen und Schuldgefühlen. Spür vielmehr die Macht, die dir daraus erwächst, dass leidvolle, schwere Geburten keine sadistische Laune der Natur sind, sondern von Menschen ausgelöst wurden. Daraus strömt dir die Kraft zu, die unheilvollen Verkettungen der letzten Jahrhunderte zu lösen, damit Geburt wieder zu einer freudvollen und stärkenden Erfahrung für dich werden kann.

Vielleicht hilft es dir, wenn du dir eine andere Entwicklung vor Augen führst: Etwa um 1700 hatte sich in Deutschland der Umgang mit Geburten im ländlichen Raum und in kleineren Städten entspannt, sodass Geburt dort annähernd natürlich und für Frauen stärkend verlaufen konnte. Geburt wurde zu dieser Zeit zwar noch immer als schicksalhaftes Ereignis gewertet, war aber weniger brutal und gefährlich als in den Städten. Geburt war allgegenwärtig und auf dem Land im sozialen Leben der Frauen wieder fest verankert.

Gemäß der traditionellen Aufteilung der Gesellschaft war Geburtsarbeit reine Frauensache. Es gab Hebammen, weise Frauen, die mit ihrem Wissen, das ihnen aus Erfahrungen unzähliger Geburten erwuchs, in den Stunden der Geburt segensreiche Hilfe leisten konnten. Jeder Geburt wohnten auch andere Frauen aus Familie und Nachbarschaft bei. Wie schon in der Antike, zeigte sich, dass der weibliche Beistand den Gebärenden Kraft gab und sich förderlich auf die Geburt auswirkte. Rituale gehörten ebenfalls zum festen Bestandteil jeder Geburt. Sie gaben den Frauen Halt und Vertrauen.

Bereits junge Mädchen wurden in den Kreis der Frauen aufgenommen. Geburt wurde als etwas Überwältigendes und dank der Solidarität der Frauen als etwas Bewältigbares erlebt und verinnerlicht. Nach der Geburt des Kindes wurden alle Frauen an Ort und Stelle verköstigt, und es war ein Tag großer Freude für die Gemeinschaft der Frauen. In einem Tagebuch einer Familie aus Nürnberg aus dieser Zeit, das die Historikerin *Cornelia Julius* auswertete, steht, dass die anwesenden Frauen während der Geburt wehenfördernden Mutterrauch aus Muskatblüte, Kümmel, Ringelblumen und Nelken entzündeten, dass sie die Frau im Zimmer

Wegweiser »Doulas«

Der frühzeitige Kontakt zu einer Hebamme und/oder Doula ist eine ideale Begleitung durch die Schwangerschaft, die dir Unterstützung in allen Belangen gibt. Du kannst ihnen alle Fragen stellen, die dich beschäftigen. So lernst du, dich zu öffnen und Vertrauen zu fassen. Die Anwesenheit einer Doula oder einer anderen vertrauten Frau gibt dir bei der Geburt zusätzliche Sicherheit.

Doulas sind Frauen, die selbst schon Kinder geboren haben und sich nun in den Dienst anderer Frauen stellen, um sie durch Schwangerschaft und Geburt zu begleiten. Anders als etwa eine Hebamme übernimmt eine Doula keine fachlichen Aufgaben. Sie ist nur dazu da, sich um die Bedürfnisse und das Wohl der Gebärenden zu kümmern. Eine Doula ersetzt ausdrücklich nicht die Anwesenheit und Tätigkeit einer Hebamme.

Inzwischen gibt es sogar erste wissenschaftliche Belege, dass die Anwesenheit und der Beistand von Frauen die Geburt um mehrere Stunden verkürzen können. Wenn es ein solches künstliches Wehenmittel gäbe, würden wohl die allermeisten Frauen darauf zurückgreifen. Bisher wissen jedoch nur wenige Frauen, dass der Beistand vertrauter, erfahrener Frauen eine Art Kraftübertragung bei der Geburt bewirken kann.

Melanie Schöne/Dunja Herrmann: *Doula-Wissen rund um die Geburt.* Arbor Verlag, Freiburg 2011

www.doulas-in-deutschland.de, www.doula-info.de, www.doula.ch, www.doula.at

auf und ab führten und sich nach geglückter Geburt zwei Frauen um Mutter und Kind kümmerten, während die anderen gemeinsam aßen und tranken.

Erst seit den 1950er-Jahren, seit sich auch auf dem Land der Trend zu Klinikgeburten durchgesetzt hat, bildet die Geburtserfahrung im Kreis der Familie eine Ausnahme. Die unmittelbare persönliche Erfahrung von Geburten ging den Frauen dadurch verloren. Entbindungen in Krankenhäusern lassen Geburt heute zu einem medizinischen Ereignis werden. Zwar setzt sich auch in den Krankenhäusern immer mehr die Erkenntnis durch, dass sich die Medizin den Frauen und nicht die Frauen der Medizin anpassen müssen, wie dies oftmals noch der Fall war, und dass eine Wohlfühlatmosphäre für den Verlauf einer Geburt sehr wichtig ist. Dennoch sind die Geburtserfahrungen der meisten Frauen immer noch geprägt von medizinischem Fachwissen und Anästhesie als Mittel der Wahl.

Warum ist das so, magst du dich fragen? Ärzte und Hebammen stellen fest, dass Frauen vermehrt ihre Verantwortung an das medizinische Fachpersonal abgeben. Sie nehmen das Angebot, das die Medizin in den letzten Jahrzehnten aufgebaut hat, nämlich sich *entbinden* zu lassen, allzu wörtlich. Ihnen fehlen der Mut und das Vertrauen in die eigenen Fähigkeiten. Das ist keine Verurteilung, sondern die Beschreibung einer Entwicklung, wie sie sich fast zwangsläufig nach den Gebärerfahrungen der letzten Jahrhunderte vollziehen musste.

In der Hoffnung, durch die moderne Medizin Schmerzen und qualvolle Erfahrungen schnell hinter sich lassen zu können, übersehen sie den Schatz an Erfahrung und den Zugewinn an Kraft und Selbstvertrauen, der beim bewussten Erleben einer Geburt auf sie wartet. Sitz diesem Irrglauben nicht auf! Geh über diese Schranke, lass das Opfergefühl, das nichts mit dir zu tun hat, sondern Abertausenden von Frauen vor dir aufgezwungen wurde, hinter dir, werde frei! Denk immer daran: **Wo du Energie, das heißt Gedankenkraft und Emotion hingibst, dort wird sie mehr!** Wenn du also Angst vor Schmerzen hast, wenn du glaubst, du schaffst das nicht, dann steigt die Wahrscheinlichkeit, dass es genau so kommt. Achte daher auf deine Gedanken, deine Gefühle und deine Sprache. Nimm dein Herz in die Hand und mach dich auf zu neuen Ufern!

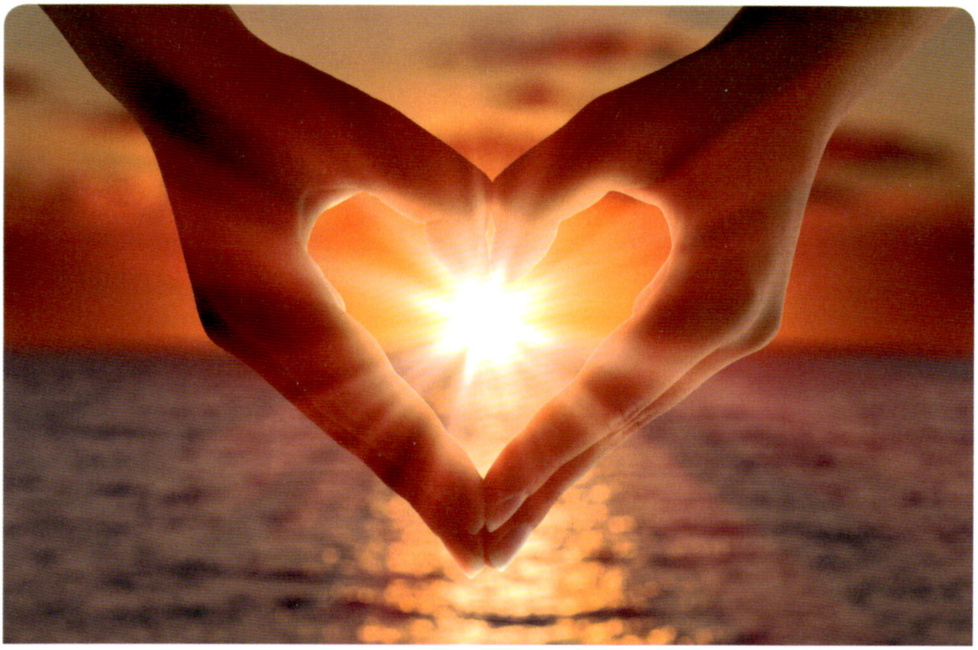

Wegweiser »Affirmationen«

Affirmationen sind Bewusstseinstrainer. Sie können dir helfen, auf die Möglichkeit einer freudigen Geburt zu vertrauen, wenn es dir noch schwerfällt, dich von alten Glaubenssätzen zu lösen, du dir eine Neuausrichtung aber wünschst und auch willst. Affirmationen sind mehr als Suggestionen. Mit den Worten: »Ich bin« setzen Affirmationen direkt an deinem höheren Bewusstsein an. »Ich bin, der ich bin«, ist der Satz, der dein Sein ins Fließen bringt und Blockaden lösen kann. Wenn du in dieser Satzstruktur bleibst, kannst du dich selbst ermächtigen und damit deine Wünsche wahr werden lassen. Du kannst deine Affirmationen selbst erstellen. Wichtig ist nur, dass sie mit »Ich bin« beginnen und positiv formuliert sind. Dem Unterbewusstsein ist das Wort *nicht* unbekannt; es würde somit übergangen werden und die Bedeutung ins Gegenteil verkehrt.

Affirmationsvorschlag für die Zeit der Schwangerschaft

Ich bin ich. Ich bin eine kraftvolle Frau. Ich bin gesund und schön, so wie ich bin. Ich bin der Kanal, durch den die kreative Schöpfungskraft fließt. Ich bin kreativ und intuitiv. Ich bin eins mit meinem Körper. Ich bin achtsam im Umgang mit meinem Körper. Ich bin offenen Herzens und voller Vorfreude auf die Ankunft meines Kindes. Ich bin bereit, die Geburt als Geschenk des Lebens an mich zu begreifen. Ich bin Freude und Liebe.

Affirmationen können dir auch während der Geburt eine große Hilfe sein, dein Bewusstsein hochzuhalten. Lass sie dir vorlesen oder sag sie immer wieder bewusst vor dir her. Sie binden deinen Geist, richten dich aus und lassen deine Seele schwingen.

Affirmationsvorschlag während der Geburt

Ich bin ich. Ich bin frei und selbst-bewusst. Ich bin die Mutter. Ich bin das erste Vorbild für mein Kind. Ich bin voller Vertrauen auf meinen Körper und mein Kind. Ich bin im Flow. Ich bin im heiligen Raum fest verankert. Ich bin ruhig. Ich bin verbunden mit meinem Kind und mit der weiblichen Urkraft. Ich bin eins mit der Schöpfungskraft. Ich bin bereit, mein Kind in Demut und Dankbarkeit loszulassen. Ich bin voller Liebe für mich und mein Kind.

📖 Kathrin Emely Springer: *Der Schlüssel zum Unterbewusstsein. Aktiviere deinen verborgenen Schatz!* Mankau Verlag, 2. Aufl., Murnau 2010

Wissens- und Machtverlust der Frauen

Medizinisches Wissen ist unbestritten heute ein Segen für Frauen und Kinder im Fall von Komplikationen. Für den Großteil der schwangeren Frauen bedeutet die Anhäufung von Expertenwissen durch die Ärzteschaft jedoch einen bedrohlichen Wissens- und Machtverlust. Beides sind charakteristische Entwicklungen der Moderne und auch in anderen Bereichen zu finden. Normalerweise geben wir heute mehr auf Expertenwissen als auf unser eigenes Gefühl und den guten alten Menschenverstand. Da die Welt scheinbar immer komplexer wird, zweifeln wir an unserer Macht. Im Falle von Geburten ist diese Selbsteinschätzung eine große Gefahr. Die Auslagerung von Kompetenz führt bei schwangeren Frauen beinahe zwangsläufig zu Ohnmachtsgefühlen und Verunsicherung. Für eine natürliche Geburt ist das verheerend: Alle Fachleute sind sich einig, dass die wahre Expertin für die Geburt allein die Mutter ist. Nur du allein weißt, wie dein Kind geboren werden will. Das traust du dir nicht zu? Umso wichtiger ist es, dass du dich auf die Geburt vorbereitest, indem du deinen Selbstwert und dein Selbstvertrauen während der Schwangerschaft stärkst.

Viele Frauen sehen sich heute einer Situation ausgesetzt, die am ehesten als *unheilige Allianz* beschrieben werden kann: Je größer die Verunsicherung, desto wahrscheinlicher ein medizinischer Eingriff und desto mehr wird Geburt in den Köpfen der Frauen zu einem nicht zu bewältigenden Vorgang, was wiederum vermehrt Ängste auslöst, die wiederum zunehmend Geburten mit Komplikationen auslösen. Die Soziologin *Barbara Duden,* seit 2013/2014 Inhaberin der Käthe-Leichter-Gastprofessur für Frauen- und Geschlechterforschung an der Universität Wien, beschreibt die Entwicklung der technischen Fortschritte im Geburtswesen als Phänomen der »Entkörperung von Frauen«. Frauen versuchen, ihre Unsicherheiten und Ängste in Bezug auf die Schwangerschaft und Geburt durch Gerätegläubigkeit wettzumachen. Entbunden von der Verantwortung für das eigene Fühlen und Wahrnehmen, führt das die meisten Frauen geradewegs zum Vertrauensverlust in den eigenen Körper.

******

Wie willst du aber ohne Vertrauen in deinen Körper gebären? Erschwerend kommt hinzu, dass dadurch auch dein Selbstverständnis als Frau und damit dein Selbst-Bewusstsein leiden. Denn warum sollte dein gesunder Körper nicht in der Lage sein, ein Kind auszutragen und auf die Welt zu bringen? Wenn du diesen Gedanken nachgehst, wirst du nachvollziehen können, dass die technischen Möglichkeiten, so wichtig sie im Einzelfall auch sein mögen, im Grunde dazu beitragen, dass du Schwangerschaft und Geburt eher als etwas Kraftraubendes und Erniedrigendes denn als eine Erhöhung und Auszeichnung deines Wesens erfährst.

Sei dir dieser untergründigen Dynamik bewusst, bevor du dein Heil in zusätzlichen Untersuchungen suchst, die eventuell gar nicht notwendig sind. Du musst nicht alles wissen, und du kannst im Voraus auch nicht alles durchdenken oder gar abwenden. Sonst gerät die vornehmste Aufgabe, die du als Frau und Mensch erfüllen kannst, zu einer Art Zwangssituation, in der du dich ausgeliefert empfindest und leicht in andauernden Gedanken und Entscheidungen verrennen kannst, um für dich und dein werdendes Kind die beste Wahl zu treffen. Geburten werden heute gern als persönliche Einzelschicksale dargestellt, die einmal glücklich, einmal traumatisch verlaufen können. Verschwiegen wird, dass dies wesentlich mit dem fehlenden Selbst-Bewusstsein der Frauen zusammenhängt, welches von verschiedenen Seiten immer wieder systematisch geschwächt wird. Wenn Frauen nicht ermutigt werden und lernen, ihrem Bauchgefühl zu trauen, geraten sie fast automatisch in eine Art Zwickmühle aus Wollen und Sollen, Können und Müssen, deren Ausgang nicht selten in komplizierten Geburten und in der Folge in Schuld- und Versagensgefühlen der Frauen endet.

Mach daher rechtzeitig einen Schritt zur Seite und entzieh dich, wo es geht. Sag nein zum Spiel der anderen. Dies gelingt dir am leichtesten, wenn du dir vornimmst, dem verkopften Umgang mit Schwangerschaft und Geburt einen Riegel vorzusetzen. Setze Grenzen, damit du zur Ruhe kommen kannst. Nur so kann sich überhaupt ein Gefühl des Vertrauens entwickeln, welches unverzichtbar ist für eine natürliche, komplikationslose Geburt. Lass dein Zutrauen in deinen Körper Tag für Tag wachsen!

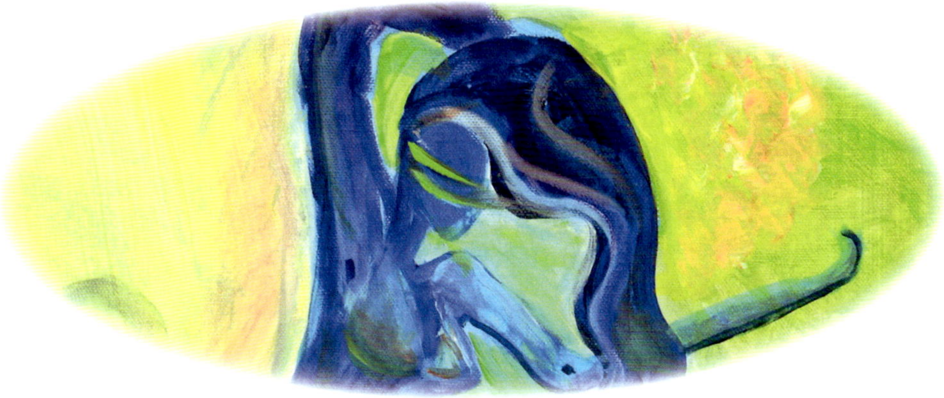

Wegweiser »Mantras singen«

Eine sehr schöne und effektive Art, sich selbst in Richtung mehr Vertrauen zu bringen, ist das Singen von Mantras. Man-Tra bedeutet übersetzt: »Einstimmen des Geistes.« Bei dieser freudvollen Form der Meditation lässt du dich auf Musik und den Klang der heiligen Wörter ein. Dein Geist ist gebunden, und dein ganzes System kann auf *Autopilot* umschalten. Dein Geist ist versorgt, deine Seele fängt an zu schwingen, und nach und nach breitet sich ein Gefühl des inneren Friedens und Urvertrauens in dir aus. Es ist dieses Gefühl, in dem Geburt in voller Pracht erlebt werden kann. Es ist also ein kraftvoller Weg, das Potenzial deines Geistes für die Geburt positiv abzurufen. Durch das Singen der Laute erschaffst du das Leben auf einer höheren Schwingungsebene. Du wirst zur Mitschöpferin.

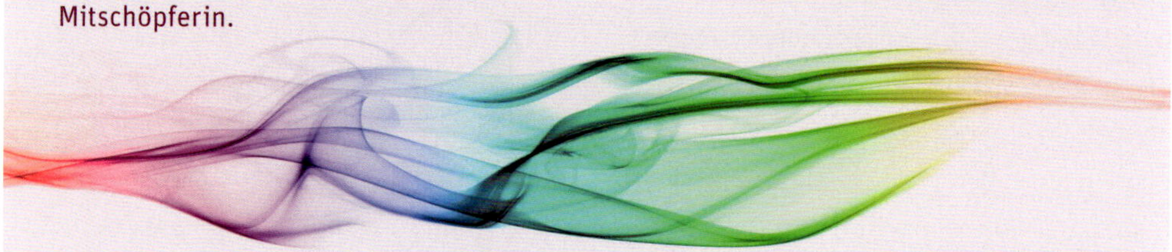

Für die Zeit der Schwangerschaft und Geburt eignet sich das Mantra *Adi Shakti* ganz besonders: Es strebt die Verbindung mit der Urkraft der Frau an. *Adi Shakti* ist ein Mantra zur Befreiung von Unsicherheiten und Blockaden sowie zur Hingabe an die Vollkommenheit und Heiligkeit der Schöpfung. Es ist eine Einstimmung auf die alles durchdringende Leben spendende Urenergie (Shakti). Es ist **die** weibliche, schöpferische Kraft des Universums, die sich in jeder Frau zeigt, wenn sie willkommen geheißen und gefeiert wird.

Übersetzt heißt der Text: »Ich verneige mich in Ehrfurcht vor der ursprünglichen Schöpfungskraft. Ich verneige mich in Ehrfurcht vor der ewigen, alles umfassenden Kraft. Ich verneige mich in Ehrfurcht vor der Macht der Liebe. Ich verneige mich in Ehrfurcht vor der Kundalini, der Kraft der himmlischen Mutter.«

Das Mantra kann dich bereits in der Schwangerschaft vertraut werden lassen mit der Schöpfungskraft. Es ist ein wundervoller Einstieg in die Geburt, wenn du das Lied so lange und so oft wie möglich singst und tanzt. Es ist ein idealer Begleiter durch die Wellen.

- Sat Hari Singh: *Mantras im Kundalini Yoga. In der Tradition von Yogi Bhajan.* Yogi Press, Groß-Umstadt 2007
- Vertiefende CD: Snatam Kaur: *Divine Birth*. Spirit Voyage Music, 2010
- www.mantradownload.com

Neue Geburtskultur – Frauen im Zentrum

Wie Frauen die Geburt erleben, sagt viel über die jeweilige Geisteshaltung und den Horizont einer Gesellschaft aus. *Ina May Gaskin,* Hebamme, Frauenrechtlerin und Autorin, geht in ihrer Dankesrede bei der Entgegennahme des *Alternativen Nobelpreises 2011* so weit zu sagen, »... dass die Entwicklung eines Landes daran gemessen werden kann, inwieweit es das Recht einer Gebärenden respektiert, eine vollständig auf die Frau ausgerichtete Geburt zu erleben. Die frauenzentrierte Versorgung rund um die Geburt ist ein Menschenrecht.« Geburt hat demnach auch heute noch eine soziale und gesellschaftliche Dimension, die es bei aller Intimität der Geburtserfahrung nicht aus den Augen zu verlieren gilt.

Wäre es im 21. Jahrhundert nicht an der Zeit, sich zu fragen, ob wir wirklich in einer Gesellschaft leben wollen, in der den Frauen eine selbstbestimmte, natürliche Geburt als verantwortungsloses Unterfangen erscheint? Wie viel mehr Lebendigkeit hätte jede Frau, und damit unsere Gesellschaft, wenn Frauen durch die Geburt wieder mit ihrer ureigenen Kraft in Berührung kommen könnten? Wenn sie sich wieder mit ihrer urweiblichen Energie verbänden und dadurch ihren eigenen Wert neu entdeckten und Frieden in sich fänden?

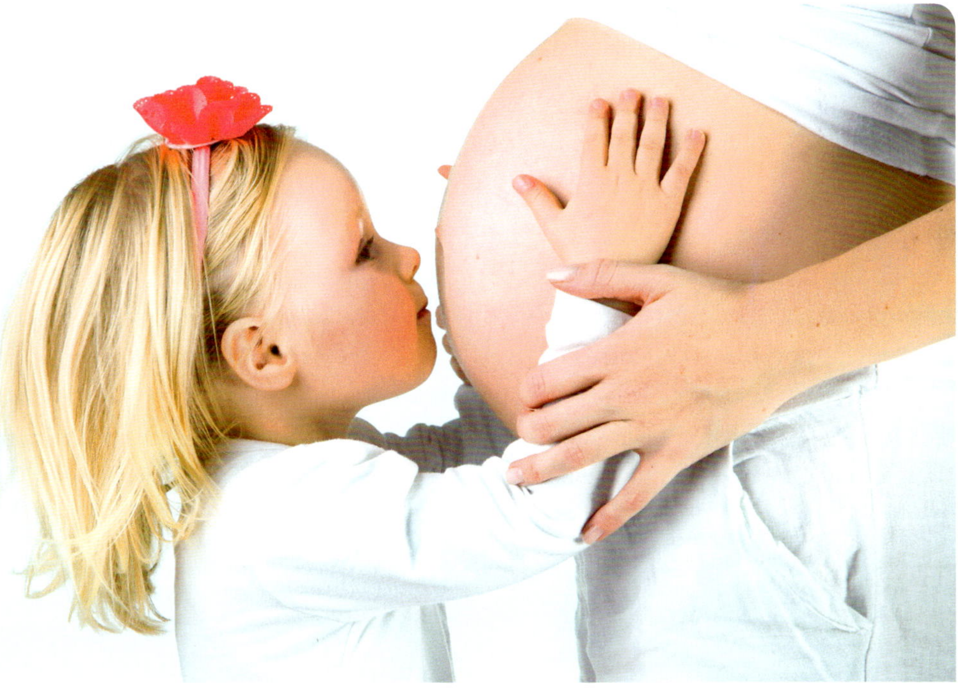

Wie anders würden Kinder mit Müttern aufwachsen, die sich ihres strahlenden Wesens bewusst wären? Welche Werte würden diese Kinder als Erwachsene vertreten, und würde sich diese Welt nicht positiv verändern, allein durch die Wiederbelebung der weiblichen Kraft?

Wenn es jemanden gibt, der mithelfen könnte, diese Vision Wirklichkeit werden zu lassen, dann sind das die Hebammen, die seit Jahrtausenden Frauen auf ihrem Weg einer natürlichen Geburt unterstützen. Sie verrichten eine hochehrenwerte Tätigkeit. Warum nur sehen sie sich in ihrer Existenz immer wieder bedroht und erfahren nicht die Wertschätzung, die ihnen zusteht? Ihre Arbeit ist für Frauen seit jeher unverzichtbar und ganz und gar unstrittig. Doch sind sie aktuell wieder einmal an den Rand ihrer Existenz gedrängt. Ein unglaublicher Vorgang, dem sich die Politik nur halbherzig annimmt. Auf Druck der Politik werden Hebammen nun befristet mit höheren Prämien bis Mitte 2016 weiterversichert, so das Ergebnis von Verhandlungen mit den Versicherungsgesellschaften. Werden diese Entscheidungen vom Juli 2014 nicht nachgebessert, haben wir wieder mittelalterliche Verhältnisse mit einem quasi erzwungenen Berufsverbot für Hebammen in Deutschland.

Kann man noch mehr Geringschätzung für die Arbeit der Frauen ausdrücken? Das Fortbestehen der Hebammen nach 2016 ist »alternativlos«, um es mit dem Lieblingswort von Bundeskanzlerin *Angela Merkel* zu sagen. Die Hebammen haben die Situation nicht verschuldet und sind dennoch die Leidtragenden, und mit ihnen alle Frauen in Deutschland. Für alle möglichen Rettungsaktionen ist Geld da, warum sträubt sich die Politik gegen einen Haftungsfonds für Hebammen? Wem es um mehr Geburten in unserem Land geht, der muss sich auch mit den Rahmenbedingungen von Geburt beschäftigen und sich fragen, ob diese für unsere Zeit noch passend und zukunftsweisend sind. Möglicherweise lässt sich der Geburtenrückgang in Deutschland auf der Ebene des kollektiven Unterbewusstseins auch damit in Verbindung bringen, dass sich emanzipierte Frauen diese Geringschätzung nicht mehr gefallen lassen und das Kinderkriegen als Erfahrung ablehnen, bis es wieder in Würde und Stärke möglich ist?

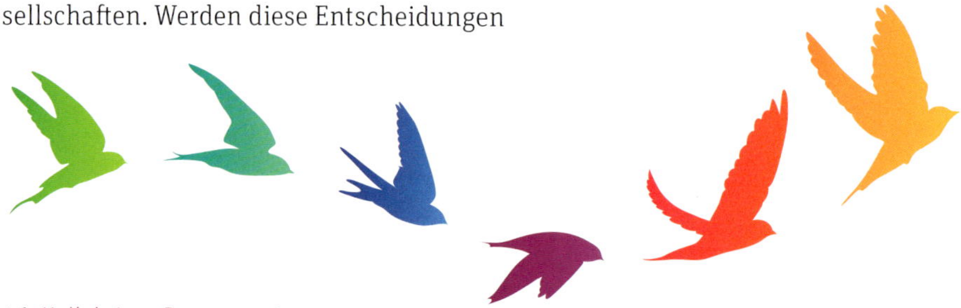

Wegweiser »Aktuelle Lage der Hebammen«

Das Ausgangsproblem: Die fehlende Deckelung der Haftungsansprüche, die im traurigen Schadensfall aufgrund der immer besseren medizinischen Versorgung der betroffenen Kinder in den letzten Jahren stetig gestiegen ist, ist allein durch steigende Versicherungsprämien der Hebammen abgesichert. Auf welcher empirischen Basis sich diese hohen Prämien zusammensetzen, ist dabei unklar. Es wurde eine Lösung im Bundesgesundheitsministerium gefunden, die aus Sicht der Hebammen aber erst ein erster Schritt sein kann. Die freien Hebammen, und damit auch die Geburtshäuser und ländlichen Kliniken, die mit freien Hebammen zusammenarbeiten, können bis Mitte 2016 weiterarbeiten, wenn auch mit gestiegenen Haftpflichtprämien bei gleichbleibend niedrigem Verdienst. Wenn nicht weitere Maßnahmen ergriffen werden, sind viele Hebammen immer noch mit dem drohenden Aus konfrontiert.

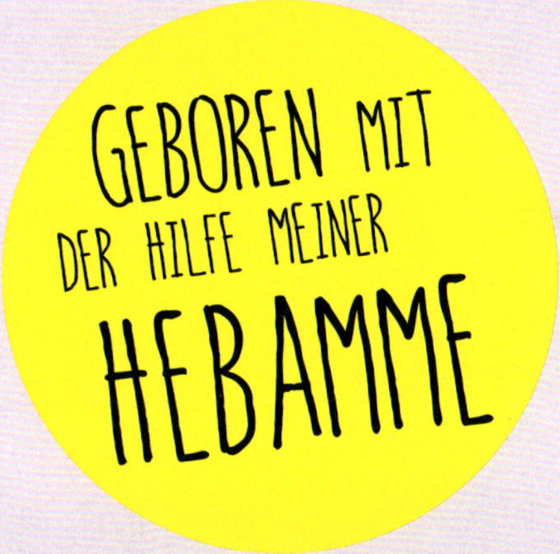

Für schwangere Frauen hat dies zur Folge, dass sie keine Hebamme mehr finden, die sie durch die Geburt begleitet. Und es wird dann vor allem in Ballungszentren über kurz oder lang auch einen Engpass von Hebammen geben, die Frauen auf die Geburt vorbereiten und sich nach der Geburt um Mutter und Kind kümmern. Das wäre ein echter Skandal! Aus Geburtshilfe ist ein Hochrisikogeschäft geworden, ein Umdenken ist hier dringend notwendig. Dies schließt ausdrücklich auch ein adäquates Einkommen für die ehrenvolle und hochverantwortungsvolle Tätigkeit der Hebamme ein.

www.hebammenverband.de, www.bfhd.de, www.unsere-hebammen.de

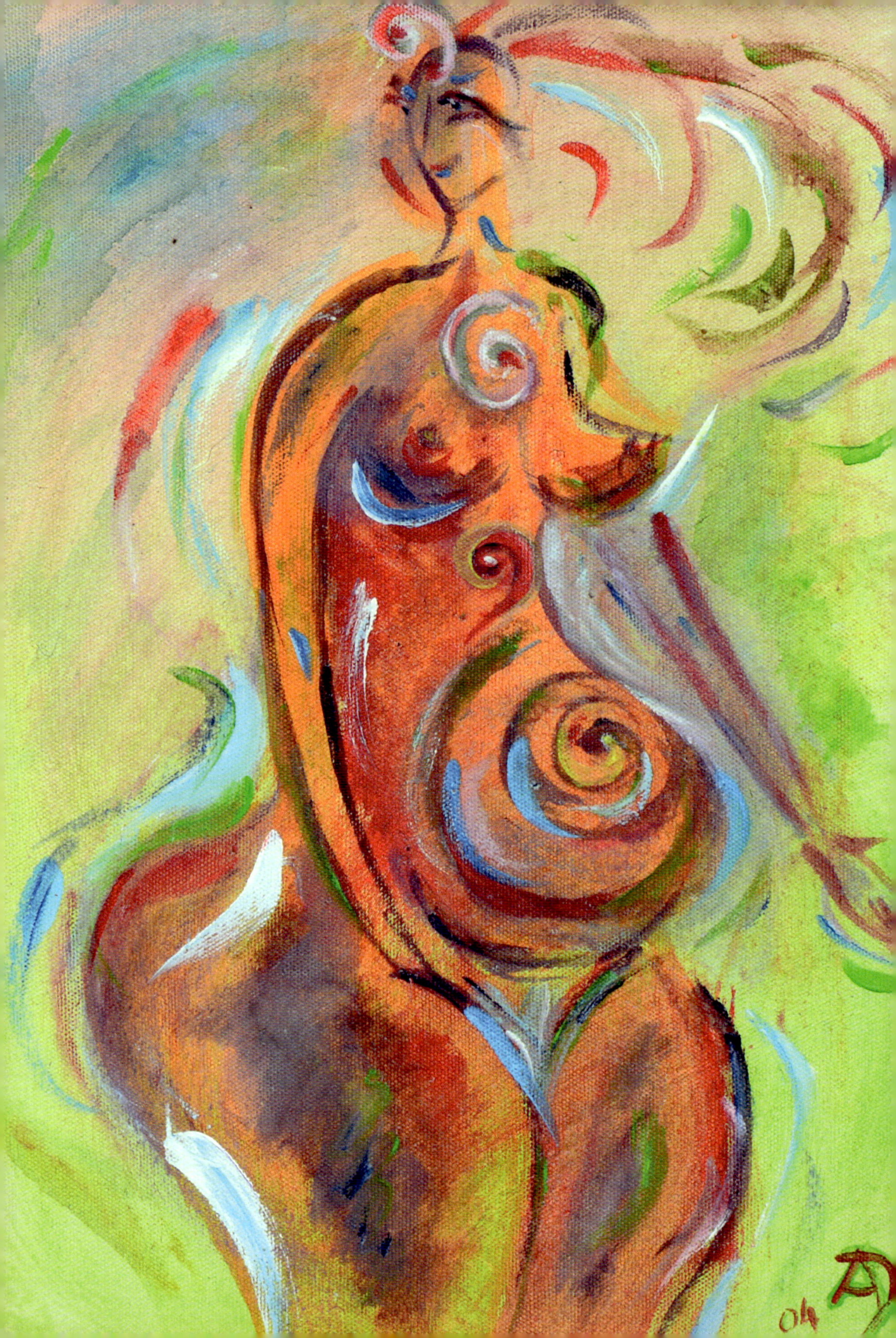
04

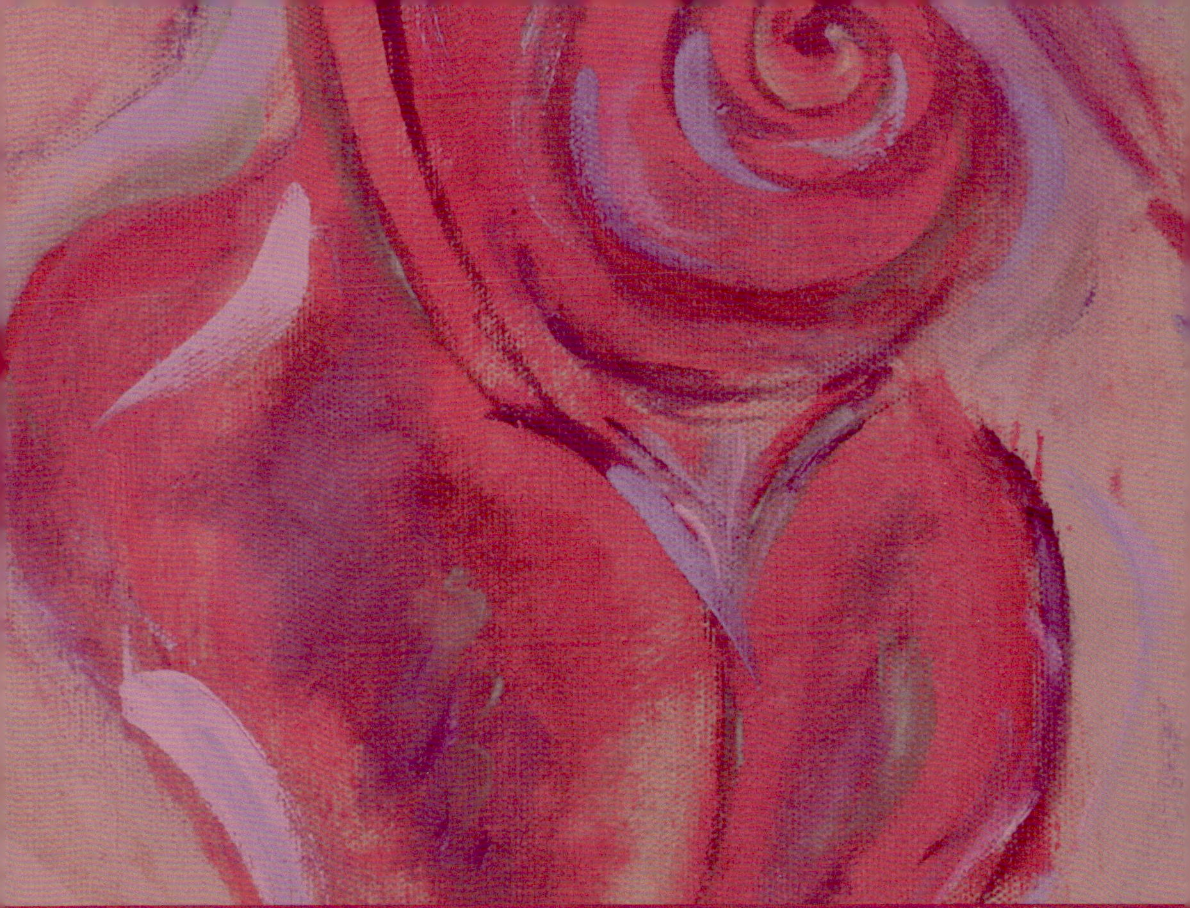

Bona dea

Bona Dea ist lateinisch und bedeutet *gute Göttin.* Sie gilt als geheimnisvolle Göttin, die in Rom (wahrscheinlich seit dem 3. Jahrhundert v. Chr.) ausschließlich von Frauen verehrt wurde. Ihr wahrer Name wurde von den Priesterinnen geheim gehalten.

Sie ist Göttin der weiblichen Fruchtbarkeit, der Frauenheilkunde, der Hebammen und Geburtshelferinnen. Die *gute Göttin* ist durch und durch rund.

Was in die Spirale ihres Bauchkessels fällt, wird so lange gedreht und gewendet, bis es reif und gut ist.

Körperbewusstsein

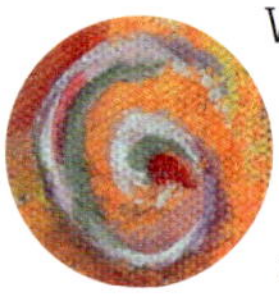

Wenn du die kollektiven Fesseln anerkennst, holst du sie aus dem Unterbewusstsein an die Oberfläche, und sie sind für dich nicht mehr gültig. Wenn dir das gelingt, dann hast du bereits einen großen Schritt in Richtung *freudige Geburt* getan. Viele Frauen haben keine Empfindung für das, was ihnen kollektiv angetan wurde oder noch immer angetan wird. Sich von alten Glaubenssätzen zu lösen ist daher für sie besonders schwierig. **Wie geht es dir damit? Wie fühlt sich die gewonnene Freiheit an?** Aufbruchstimmung, ernsthafte Zweifel oder gar eine Verweigerungshaltung? Die neuesten Erkenntnisse aus der Schmerzforschung helfen dir vielleicht. Sie bauen eine Brücke, auf der du vom alten ins neue Verständnis von Geburt gelangen kannst.

Schmerzen als kulturelles Phänomen

Wie ist deine Reaktion, wenn dir jemand sagt, dass es nicht dein Körper ist, der unter Geburtsschmerzen leidet, sondern dein Geist, der ihm diese verordnet, weil er gelernt hat, so damit umzugehen? Was sich erst wie ein Klamauk anhört, führt in Wahrheit zum Königsweg einer freudvollen Geburt. Schau dir einmal Kinder an, die trotz einer frischen Wunde plötzlich keinen Schmerz mehr spüren, wenn sie mit einem *Heile-Segen-Pflaster* versorgt wurden.

Daraus lässt sich ein komplexes Geschehen ableiten: Jeder Schmerz setzt meist zuerst auf der körperlichen Ebene an, wird dann vom Geist interpretiert und löst schließlich Gefühle aus. Die in der Regel negativen Gefühle wie Angst und Panik verstärken wiederum den Schmerz, da Angst durch die Ausschüttung von Adrenalin Anspannung im Körper auslöst. Das einmal aktivierte *Angst-Spannungs-Schmerz-Syndrom* löst eine Negativspirale aus.

Diese Reaktion auf ein schmerzhaftes Ereignis ist aber keineswegs automatisch oder zwangsläufig. Denn die Wahrnehmung des Schmerzes hängt nicht von der tatsächlichen körperlichen Empfindung ab, sondern entsteht erst durch eine entsprechende Bewertung des Gehirns. So lässt sich zum Beispiel erklären, warum Fakire oder Menschen bei rituellen Handlungen keine Schmerzen verspüren, wenn sie sich etwa ohne Betäubung die Zunge durchstechen. Wie Schmerzen verarbeitet werden, hängt von der Kultur ab, in der wir sozialisiert wurden. Der Vorgang ist dabei höchst individuell und steht im direkten Zusammenhang mit unseren bisherigen Erfahrungen, Vorannahmen und Gefühlen gegenüber einem schmerzhaften Ereignis.

Auf die Situation einer Geburt übertragen bedeutet das: Frauen, die vielleicht selbst einst auf traumatischem Weg geboren wurden und von Kindesbeinen an mit der

Wegweiser »Grenzerfahrung«

Für eine entspannte Geburt ist es also wichtig, dass dich dein Geist und deine Gedanken nicht beherrschen, sondern dass du deinen Geist steuerst. Durch regelmäßige Atemübungen oder andere geeignete Übungen formst du dir mit der Zeit einen Geist, den du lenken kannst und der anstrengende Situationen aushalten kann. Wie schön, dass es zu dieser Theorie auch eine Übung gibt, bei der du das Zusammenspiel von Körper und Geist neu kennenlernen kannst.

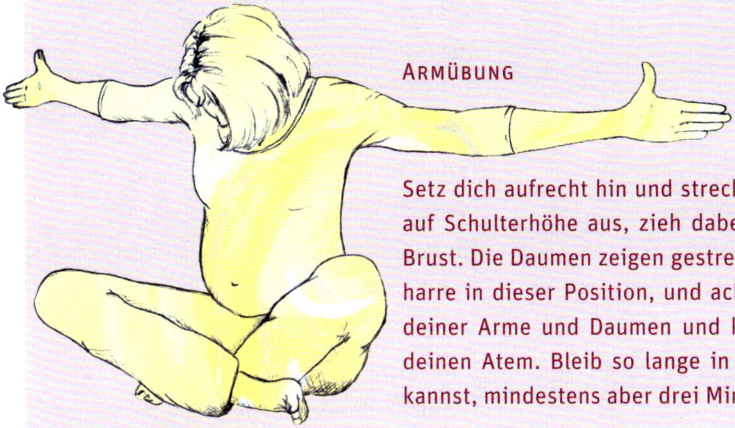

Armübung

Setz dich aufrecht hin und streck die Arme waagrecht auf Schulterhöhe aus, zieh dabei das Kinn leicht zur Brust. Die Daumen zeigen gestreckt an die Decke. Verharre in dieser Position, und achte auf die Streckung deiner Arme und Daumen und konzentriere dich auf deinen Atem. Bleib so lange in der Position, wie du kannst, mindestens aber drei Minuten.

Diese und andere Übungen wirken zunächst harmlos, fordern dich aber nach kurzer Zeit in deiner Schmerzwahrnehmung und deinem Durchhaltewillen heraus. Wenn du deinem Geist die Stirn bietest, könnte es sogar sein, dass sich plötzlich Ängste zeigen, die dich zum Aufgeben zwingen wollen. Der Sinn mit Blick auf die Vorbereitung zur Geburt liegt nahe: Trotz Anspannung, Angst und Schmerzen, die dir dein Geist suggerieren, lernst du, dich über deinen Geist hinwegzusetzen, und so findest du durch Konzentration auf einen bewussten, tiefen Atem zu deiner inneren Kraftquelle.

Wer die Übung zum ersten Mal ausprobiert, kann kaum glauben, dass die Muskelschmerzen bei der Übung nur durch die geistigen Blockaden ausgelöst werden, die es so anstrengend machen durchzuhalten. Hast du diese durch die Atemführung dann im Griff, werden die Arme beinahe schwerelos – und das hat nichts damit zu tun, dass deine Muskeln plötzlich viel leistungsstärker geworden wären. Eindrucksvoll wird körperlich erfahrbar, wie Körper und Geist zusammenspielen. Ohne Vertrauen in unseren Körper können wir uns von unserem Geist leicht entmutigen lassen, obwohl wir noch über ausreichend Kraftreserven verfügen.

Vorstellung aufwuchsen, Geburt sei schwer zu ertragen und höllisch schmerzhaft, werden die körperlichen Empfindungen bei der Geburt auch tatsächlich als ausgesprochen schmerzhaft erleben. In jedem Fall ist anzunehmen, dass sie die Geburt deutlich schmerzhafter erfahren werden als jene Frauen, denen es gelingt, die körperlichen Empfindungen in einen positiven Rahmen einzubinden.

Wenn du weißt, warum du die Empfindungen so stark spürst, was der Sinn dahinter ist, dann nehmen sie in ihrer Intensität ab. Das trifft auf alle schmerzhaften Erfahrungen zu: Der tiefere Sinn dahinter liegt für viele Menschen oft im Verborgenen, und daher gelingt eine Überwindung so schwer. Doch bei der Geburt deines Kindes sollte eine bejahende Einstellung zu den starken Empfindungen eigentlich nicht so schwer sein?

Die neuesten Erkenntnisse der Schmerzphysiologie zum Beispiel von *David Butler* und *Dr. Lorimer Moseley,* zwei weltweit führenden australischen Wissenschaftler auf dem Gebiet der Schmerzforschung und Schmerzwissenschaft, besagen, dass das Schmerzempfinden allein dadurch nahezu ausgeschaltet werden kann, wenn der Mensch über das Wissen verfügt bzw. dieses verinnerlicht hat, dass Schmerzen nicht absolut sind, sondern sich durch die Person selbst steuern lassen. Die Wissenschaftler sagen außerdem, dass die Stärke der Schmerzen abhängig ist von den Möglichkeiten, aktiv gegen die Schmerzen anzugehen, die jemand hat oder zu haben glaubt. Auch hier unterscheidet das Gehirn nicht zwischen Fiktion und Wirklichkeit. Die Erkenntnisse sollten sich unter Frauen herumsprechen wie ein Lauffeuer. Für das Verständnis und Erleben von Geburt sind sie bahnbrechend!

Zeit für eine neue Geburtskultur

Es ist also an der Zeit, auch im Geburtswesen mit den neuen Erkenntnissen Schritt zu halten und in eine neue Geburtskultur aufzubrechen, in der sich alles Handeln ausschließlich an den ursprünglichen Bedürfnissen der Frau orientiert. Die Schleier der schmerz- und angstverzerrten Geburtsmythen sind gelüftet. In der Versöhnung von Wissenschaft und Spiritualität, von Medizin und tradiertem Wissen der weisen Frauen, kann sich im 21. Jahrhundert ein neues, heilvolles Bewusstsein entwickeln. Dieses Bewusstsein ist getragen von der Erkenntnis, dass allein das Vertrauen in eine schmerzarme, kraftvolle Geburt in Freude, Wärme und Liebe dazu führt, dieses wundervolle Erlebnis so auch zu erfahren.

So schlicht und doch so gewaltig!

Nur weil bisher die allermeisten Frauen unter starken Schmerzen geboren haben, muss dies weder zwangsläufig noch natürlich oder gar gottgewollt sein. Sie mögen es in diesem Moment so empfunden haben, bei dir aber kann es schon ganz anders sein. Und Frauen, die das Glück einer schönen Geburt hatten, sind keine Sonderlinge, sondern hatten einen intuitiven Zugang zu diesen Erkenntnissen, die einst Weisheitswissen von Frauen darstellten.

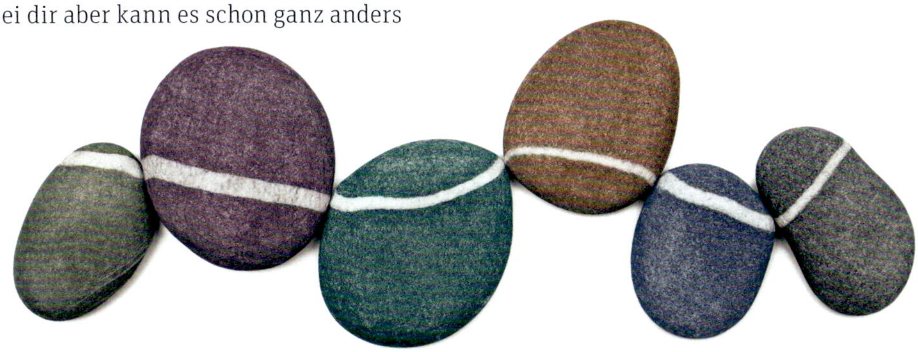

Vertrauen als intelligenter Weg

Was heißt das für dich? Allein das Wissen um die Zusammenhänge zwischen persönlicher bzw. kultureller Erwartung und tatsächlichem Schmerzerleben kann deinen körperlichen Schmerzpegel senken. Es ist bedeutsam, dass du dir über deine eigenen Vorannahmen und Bilder im Unterbewusstsein im Verlauf der Schwangerschaft klar wirst. Geburtsvorbereitung wird somit für dich zu einem Prozess des Sich-Öffnens für einen neuen Erfahrungshorizont, vor dem du die unheilvolle Verknüpfung von Geburt und Qual lösen und in Liebe ziehen lässt. Fass Vertrauen in deine Vision einer freudvollen Geburt!

Gestützt durch die neuesten Erkenntnisse der Schmerzforschung ist Vertrauen befreit vom Makel des blinden, kopflosen Vertrauens oder verzweifelten Hoffens, sondern zusätzlich zur Weisheit des Herzens auch wissenschaftlich indiziert. Vertrauen zu entwickeln und schließlich umfassend zu vertrauen, das ist der intelligente und kraftvolle Weg, mit Geburt umzugehen. Die Erkenntnisse von *Butler* und *Moseley* zeigen eindrucksvoll, dass eine selbstbestimmte Geburt kein romantisches, alternatives Wunschbild, sondern schlicht eine medizinische Notwendigkeit darstellt. Denn wirklich schmerzarme, und damit freudvolle Geburten, können Frauen demnach nur dann erfahren, wenn sie Mittel und Wege kennen, wie sie ihr Handeln beeinflussen können. Eine bewusste Schwangerschaftsvorbereitung bietet dir ein Sammelsurium an Methoden und ein tiefes Verständnis, die Mittel zu wählen, die dich am besten unterstützen.

Wegweiser »Wurzelchakra«

Wie alle tiefen Gefühle, ist auch das Urvertrauen ein Seinszustand, der sich nach und nach entwickeln muss. Für die Entwicklung eines Urvertrauens ist ein frei fließendes Wurzelchakra essenziell. Das Wurzelchakra befindet sich zwischen Anus, Genitalien und Steißbein. Wenn es frei fließt, hat es die Kraft, in dir ein Gefühl von Heimat und Aufgehobensein entstehen zu lassen.

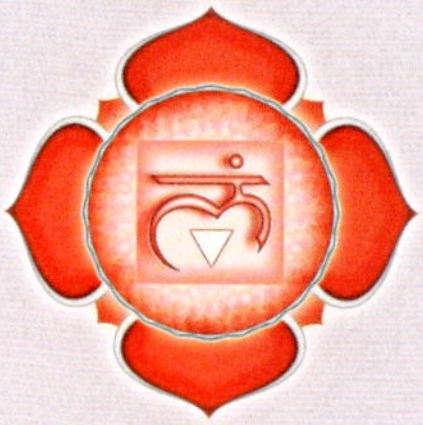

Es steht für den Kontakt mit dem eigenen Körper, zur Mutter Erde und zur materiellen Existenz. Das Thema des Wurzelchakras ist Vertrauen, Kraft und sicherer Stand auch in schweren Situationen. Es versorgt Körper und Geist mit Lebendigkeit und Vitalität. In ihm verborgen liegt der Wille zur Daseins-Freude. Es beeinflusst auch die körperlichen Funktionen, die mit der Geburt zusammenhängen.

Eine Unterversorgung des Wurzelchakras führt zu mangelndem Vertrauen ins Leben, was sich wiederum in vermehrter Verstrickung von Problemen und Komplikationen spiegelt und einer leichten Beeinflussbarkeit durch äußere Einflüsse. Als Ausgangspunkt der Wirbelsäule entscheidet das Wurzelchakra auch über eine grundsätzliche Flexibilität bzw. Beweglichkeit im Leben.

Beschäftige dich in der Zeit der Schwangerschaft mit deinem Wurzelchakra, und dein Grundvertrauen wird wachsen. Wenn dein Wurzelchakra in Schwung ist, dann verbessert sich deine Verdauung und du findest in dir die Kraft, um alte Muster und Ängste abzustreifen. Dein körperliches und psychisches Wohlbefinden wird zunehmen.

Was kannst du konkret tun? Geeignet sind alle Aktivitäten, die dich auf den Boden bringen. So zum Beispiel ein bewusstes, d.h. mit Fokus auf die Harmonisierung des Wurzelchakras, Spazierengehen, Tanzen, Kochen (besonders mit roten und bitteren Lebensmitteln), Gartenarbeit, handwerkliche Tätigkeiten, rote Kleidung oder eine rote Decke im Bett, tiefe Atmung ins Wurzelchakra mit dem Gedanken *Ich fühle mich sicher* und die Babyposition aus dem Yoga.

Körper als Wunderwerk

Wenn du das Ufer jenseits der Schmerzen erreichen, wenn du dich als Frau neu begreifen willst, dann öffne dein Herz und fasse Mut! Ersetze das Gefühl und die Worte von Unsicherheit durch Freiheit und lass Ungewissheit zu Staunen werden. Starte so vertrauensvoll in das Abenteuer Geburt. Beobachte zuerst deinen Körper, lerne seine Signale zu lesen. Erkenne ihn wieder als das, was er ist, ein einzigartiges Wunderwerk.

In der Schwangerschaft ist dein Körper die heilige Stätte, in der dein Kind behütet wachsen kann. Beschäftige dich daher ausschließlich positiv mit ihm. Nähere dich deinem Körper stets in dem Bewusstsein, dass du als gesunde Frau mit einem sich gut entwickelnden Kind in deinem Bauch, dass ihr gemeinsam ohne Probleme in der Lage sein werdet, das Wunder der Geburt zu vollbringen. Schau nicht auf das, was alles schiefgehen könnte, sondern frag dich lieber, warum es ausgerechnet Menschenfrauen schwerfallen sollte, ihre Nachkommen auf die Welt zu bringen.

Beschenke dich und deinen Körper mit Wohlfühleinheiten. Das kann eine professionelle Massage ebenso sein wie zärtliche Streicheleinheiten von deinem Partner. Genieße deinen Körper mit allen Sinnen und bestaune die Veränderungen. Alles, was dich mit Freude und Wohlgefühl mit den körperlichen Veränderungen in der Schwangerschaft umgehen lässt, solltest du ausprobieren. Hast du schon einmal an Lymphdrainagen gedacht, die das körperliche Wohlbefinden ungemein steigern können? Solltest du Wasser im Körper einlagern, können sie dir wirklich Erleichterung verschaffen.

Vergiss nicht: Dein Körper und du, ihr seid für die Zeit der Schwangerschaft und bei der Geburt ein Team. Betrachte ihn als *Buddy,* statt als *Body!* Sei ihm gegenüber wie zu einem Freund aufmerksam und zeig ihm so oft wie möglich deine Dankbarkeit. Stell dich zum Beispiel nackt vor den Spiegel und bewundere die Veränderungen, die er auf sich nimmt, um in dir dein Baby wachsen zu lassen. Genieße deine zunehmend weiblichere Figur und bewundere deinen wundervollen weiblichen Körper. In wenigen Wochen wird er so weit sein, dass er dein Kind auch nach der Geburt am Leben erhalten kann, indem er es mit der für dein Baby so wertvollen Muttermilch nährt und schützt. Nutze die Zeit der Schwangerschaft, um dein Wesen als Frau zu zelebrieren, zu ehren und dich der Göttin in dir zu nähern!

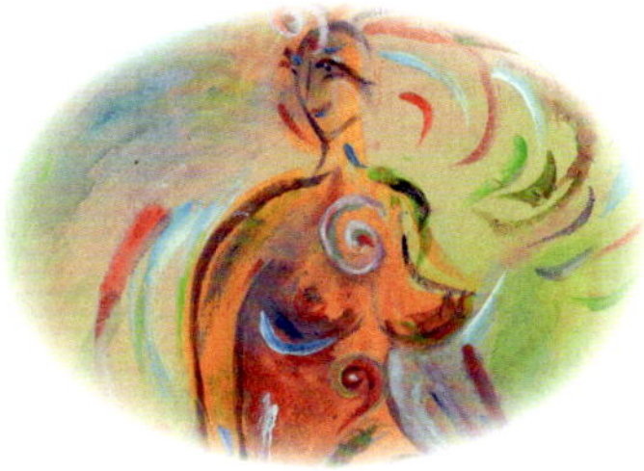

Wegweiser »Wohlfühlmassage«

In der Schwangerschaft sind Wohlfühlmassagen besonders geeignet, um den Körper bewusst wahrzunehmen und allen Stress hinter sich zu lassen. Eine zärtliche Wohlfühlmassage durch den Partner ist in der Schwangerschaft besonders angenehm und fördert die Beziehung. Genießt die Nähe, die zwischen euch durch die sanften Berührungen entsteht.

Setz dich entspannt auf einen Stuhl oder ein Kissen mit dem Rücken zu deinem Partner. Er streichelt deinen Rücken mit seinen Fingerspitzen oder Fingernägeln. Aber nur ganz leicht und sanft, sodass die Berührungen eine Gänsehaut bei dir hervorrufen. Der Fantasie deines Partners sind dabei keine Grenzen gesetzt, solange die Berührungen sacht sind. Schließe dabei deine Augen und lass dich ganz auf die Liebkosungen ein. Spür, wie allmählich alle Anspannung von dir abfällt und du dich mehr und mehr entspannst.

Diese sensitive Wohlfühlmassage regt die Sinneszellen deiner Haut an, sie hilft dir zu entspannen und dich in deinem Körper wohlzufühlen. Sie ist geeignet, dich mit deinem Körper auf spielerische Art und Weise zu verbinden. Die Berührungen können auf den ganzen Körper ausgedehnt werden. Während der Entspannungsphasen bei der Geburt kann die sensitive Partnermassage ein wahrer Quell der Erholung für dich sein. Aber auch hier gilt: Achte auf deine Bedürfnisse. Es kann gut sein, dass du während der Geburt keinerlei Körperkontakt wünschst, auch wenn dir die Übungen zu Hause immer sehr gut gefallen haben.

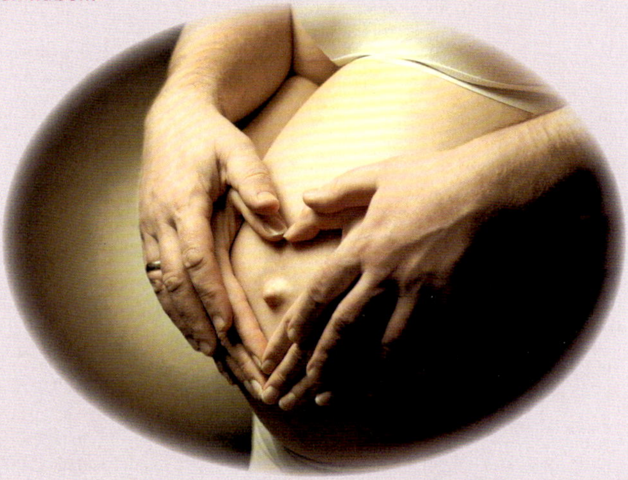

Wertschätzung für den Körper

Ein wertschätzender Umgang und positiver Blick auf deinen Körper sind das A und O einer bewussten Geburtsvorbereitung. Dazu gehört auch, dass du deinen Körper gut ernährst und pflegst. Über eine gesunde und vollwertige Ernährung gibt es eine Menge Ratgeber, auch speziell für die Zeit der Schwangerschaft. Beschäftige dich damit, und suche die für dich guten Lebensmittel heraus. Gestehe dir bereits in diesem Punkt Selbstbestimmtheit zu, und hör auf das, was dein Körper dir sagt. Er zeigt dir an, was er jetzt braucht. Gelüste in der Schwangerschaft sind nichts anderes als Signale deines Körpers, um Mangelerscheinungen auszugleichen. Diese körperlichen Entwicklungen sind natürlich absolut individuell!

******

Oberstes Gebot ist die ungefährliche, entwicklungsfördernde und ausreichende Ernährung deines Kindes. Alkohol, Nikotin, Tabletten und Drogen sind selbstredend tabu. Drücke bewusst die Pause-Taste für alle Programme der Selbstzerstörung, die in dir gespeichert sein sollten. Selbstzerstörungsprogramme sind unbewusste Abläufe, die dich daran hindern, ein gesundes, glückliches, erfülltes Leben in Freude zu führen. Durch die Schwangerschaftshormone unterstützt dich dein Körper dabei, und der Ausstieg aus destruktiven Verhaltensweisen ist in der Regel leichter möglich. Viele Frauen fühlen sich im Verlauf der Schwangerschaft besonders kraftvoll, energiegeladen und positiv.

******

Verzichte in der Schwangerschaft auf jede Form der Diät. Eine etwaige Mangelerfahrung deines Kindes in der Schwangerschaft macht sich vielleicht nicht körperlich bemerkbar, könnte sich aber in seinem Unterbewusstsein festsetzen. Iss in jedem Fall bewusst, mit Genuss und Freude. Die Freude wird auch dein Kind spüren. Wähle gezielt gesunde und ökologische Lebensmittel. Sei dir darüber im Klaren, dass sich die Geschmacksnerven deines Kindes bereits im Mutterleib ausbilden. Wundere dich also nicht, dass dein Kind ebenfalls ein großer Eisfan wird, wenn du ein solcher bist. In der Schwangerschaft reicht eine gesunde Ernährung jedoch nicht aus.

Es geht auch darum, ein Bewusstsein für lebensfördernde Mittel zu entwickeln. Also für *Lebensmittel,* die dir guttun und dich stärken. Achte bewusst darauf, wie du dich zwei, drei Stunden nach einem Essen fühlst: Hat dich das Essen belebt oder eher beschwert? Besonders Bio-Lebensmittel seien empfohlen, da sie keine Pestizide enthalten und aufgrund der schonenden Herstellung bekömmlicher sind.

Wegweiser »Alternative Wege«

Schwangerschaft ist oft die Zeit des Einstiegs in den Umstieg – insbesondere mit Blick auf Ernährung, Kosmetik, Kleidung und alternative Heilmittel.

Als Grundnahrungsmittel während der Schwangerschaft sei dir Dinkel empfohlen. Dinkel hat eine stimmungsaufhellende Wirkung, ist leicht verdaulich und liefert viel Energie. Allerdings nur Dinkel in seiner Urform. Da Dinkel nicht so viel Ertrag liefert, wurde er mit Weizen gekreuzt, sodass im normalen Dinkelsaatkorn über 90 % Weizen enthalten ist. Von Dinkel und seiner positiven Wirkung auf den Körper kann nicht mehr die Rede sein. Wenn du reinen Dinkel essen möchtest, dann achte auf den Hinweis *Dinkel Urkorn*.

Die meisten Mütter verwenden für ihr Kind später nur Naturkosmetik, um die Haut des Kindes zu schonen bzw. Allergien möglichst zu vermeiden. Warum nicht schon in der Schwangerschaft umsteigen? Es gibt für Schwangere oftmals eigene Pflegereihen. Genieße es, dich mit gut riechenden Ölen und Cremes oder Badezusätzen zu verwöhnen, die deine Haut unterstützen. Rosenöl tut der weiblichen Seele besonders gut.

Ein erfolgreich erprobter Tipp zur Vermeidung von Schwangerschaftsstreifen: Creme täglich deinen Bauch mit den Schüßler-Salben Nr. 1 und Nr. 11 ein (morgens Nr. 1, abends Nr. 11). So hältst du deine Haut geschmeidig und versorgst den Bauch mit Silicea. Das Eincremen kann außerdem als liebevolles tägliches Ritual der Kontaktaufnahme mit deinem Kind oder eine Zeit der Innigkeit zwischen Vater, Mutter und Kind sein.

Ein achtsamer Umgang mit dem eigenen Körper hört nicht bei der bewussten Ernährung auf. Wenn du zum Beispiel auf Bio-Lebensmittel umstellst, um die Schadstoffbelastung in deinem Körper zu reduzieren, dann beziehe auch einige Produkte der Körper- und Schönheitspflege in deine Überlegungen mit ein. Hinterfrage all deine alten Gewohnheiten. Lass dich leiten von dem Ausspruch: »Creme nichts auf deinen Körper, was du nicht auch essen könntest.«

Bewusster Umgang mit Information

Voraussetzung für eine natürliche Geburt ist, dass du und dein Kind gesund seid. Nutze die Vorsorgeuntersuchungen und Untersuchungen während der Geburt um dich über den Verlauf der Schwangerschaft und Geburt zu informieren und auf dem Laufenden zu sein. Lass dir weder Angst machen, noch dich in den Glauben absoluter Sicherheit versetzen. Auch wenn

Die Frage des Umstiegs kannst du auch auf die Kleidung ausweiten. Denn der Körper kann hier über die Haut Schadstoffe aufnehmen. Vermeide besonders schwarze Wäsche, da im Färbevorgang für Schwarz besonders viele Chemikalien verwendet werden müssen. Und wenn du schon auf die Unterwäsche achtest, dann überlege, ob du für die Zeit der Schwangerschaft nicht auf Baumwollunterwäsche umsteigen möchtest. Diese kann mit höheren Temperaturen gewaschen werden als Synthetik und verringert damit das Risiko von Infektionen der Scheidenflora. Eine ganz hervorragende Idee ist es, die Zeit der Schwangerschaft zu nutzen, um auf bügellose BHs umzusteigen. BHs mit Bügel unterbrechen den Energiefluss von unten nach oben.

Auch mit Blick auf die spätere medizinische Versorgung deines Kindes ist es ratsam, wenn du dich schon in der Schwangerschaft mit der Heilkraft und fördernden Wirkung der Homöopathie auf Körper und Seele vertraut machst. Gerade in den Stunden der Geburt können Globuli wahre Wunder wirken. Chamomilla beruhigt das Gemüt, etwa bei Überschreitung des Geburtstermins, und hilft bereits Babys bei Verdauungsbeschwerden. Arnica ist das Mittel bei Verletzungen. Es lässt Narben schneller heilen und Beulen bei Kindern gar nicht erst entstehen. Globuli oder auch Schüßler-Salze sind nicht falsch zu dosieren, sie wirken nur nicht, wenn kein Anwendungsgrund vorliegt.

Dr. Barbara Rias-Bucher: *Smoothies für Körper, Geist und Seele.* Mankau Verlag, 2. Aufl., Murnau 2014

Angelika Gräfin Wolffskeel von Reichenberg: *Schüßler-Salze für Kinderwunsch, Schwangerschaft und Geburt.* Mankau Verlag, Murnau 2011

Sven Sommer: *Homöopathie.* Mankau Verlag, Murnau 2011

es schwerfällt zu akzeptieren: Absolute Sicherheit gibt es im Leben nicht. Noch so viele Untersuchungen sagen letztlich nichts über den tatsächlichen Geburtsverlauf oder die Gesundheit deines Babys aus.

Es steht dir frei, über Ort und Anzahl der Vorsorgeuntersuchungen selbst zu entscheiden. Dieses Wissen trägt entscheidend zu deiner Souveränität bei. Frauen, die sich über den oft standardisierten Ablauf der Untersuchungen keine Gedanken machen, erleben ihren Körper schnell durch den Blick von außen nahezu als ein von ihnen getrenntes Objekt. Es wäre doch traurig, wenn am Ende deiner Geburt als Fazit nicht die gestiegene Wertschätzung für deinen Körper stehen sollte, sondern die Erfahrung haften bliebe, dass du als Frau jetzt keine Probleme mehr hast, dich öffentlich auszuziehen und im Intimbereich beschauen zu lassen.

Natürlich gibt es auch Frauenärzte, die innerlich für die Geburtshilfe brennen und dich einfühlsam auf deinem Weg zur Geburt betreuen können. Wie immer ist dies abhängig von der Persönlichkeit des jeweiligen Menschen. Im Fall von Frauenärzten zeigt auch der persönliche Behandlungsschwerpunkt (etwa operative Gynäkologie oder Geburtshilfe) an, in welche Richtung es gehen könnte.

Die Wahl des Geburtsortes ist eine Entscheidung, die nur du allein treffen kannst. Du solltest dich in der Umgebung geborgen und mit den Geburtshelfern sicher fühlen. Auch diese Entscheidung ist eine Frage des Vertrauens. **Vertraust du deinem Körper, dem natürlichen Prozess der Geburt, oder fühlst du dich sicherer und kannst dann leichter Vertrauen fassen, wenn du weißt, dass für den Notfall alles gerichtet ist?**

Das ist bis zu einem gewissen Grad sicher eine Typfrage. Viele Frauen würden zu Beginn der Schwangerschaft einen anderen

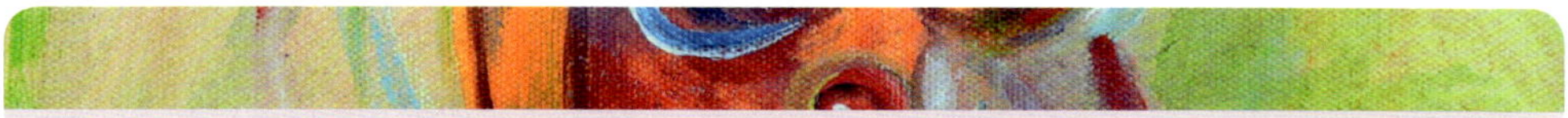

Wegweiser »Vorsorgeuntersuchungen«

Vorsorgeuntersuchungen im intimen Rahmen bei Hebammen und der Verzicht auf vaginalen Ultraschall, durch das Befühlen des Bauches von außen, verringern das Risiko unnötiger Untersuchungen und fördern das Zutrauen und den Kontakt zum eigenen Körper. Dieser Weg schließt eine vertrauensvolle Zusammenarbeit zwischen Hebamme und Frauenarzt nicht aus.

Es ist sogar ratsam, zumindest zwei der Vorsorgeuntersuchungen vom Frauenarzt durchführen zu lassen, da die Ergebnisse durch das alleinige Abtasten eventuell nicht zu erreichen sind: Zu Beginn der Schwangerschaft, wenn es darum geht, eine Bauchhöhlen- oder Eileiterschwangerschaft auszuschließen, und später für eine Lokalisierung der Plazenta, die im ungünstigen Fall eine Spontangeburt ausschließen würde.

Wenn du über eine natürliche, selbstbestimmte Geburt im Geburtshaus oder über eine Hausgeburt nachdenkst, nimm die Vorsorgetermine in jedem Fall bei jener Hebamme wahr, die später auch bei der Geburt dabei sein wird. So könnt ihr euch besser kennenlernen und ein Vertrauensverhältnis aufbauen, was für die Geburtsbegleitung ungemein wertvoll ist.

www.geburtshaus.de, www.geburtshaus.ch; www.geburtsallianz.at

Geburtsort wählen, als sie dies am Ende täten. Dann nämlich sind in ihnen erst das Vertrauen und der Mut für eine natürliche, selbstbestimmte Geburt gereift. Der Mut entwickelt sich in dem Maße, wie du lernst, vom Herzen her zu entscheiden. Gegen Ende der Schwangerschaft ist eine Hausgeburt oder Geburt im Geburtshaus leider kaum noch zu organisieren bzw. ohne die monatelange Vorsorge durch eine vertraute Hebamme eigentlich auch nicht mehr zu realisieren.

Vielleicht hilft es dir, frühzeitig Zutrauen in eine außerklinische Geburt zu fassen, wenn du dir bewusst machst, dass sich Komplikationen im Verlauf einer Geburt meist lange vorher durch Auffälligkeiten ankündigen und nicht plötzlich auftreten, sodass eine erfahrene Hebamme normalerweise genügend Zeit hat zu reagieren und du im Notfall in ein Krankenhaus gebracht werden kannst, wo ihr, du und dein Kind, ausreichend versorgt werden könnt. Mach dir bewusst, dass es Zeit braucht, sich auf eine natürliche Geburt einzulassen. Halte dir daher innerlich die Entscheidungsfreiheit so lang wie möglich offen. Für diesen Prozess hat die Natur fast zehn Monate vorgesehen.

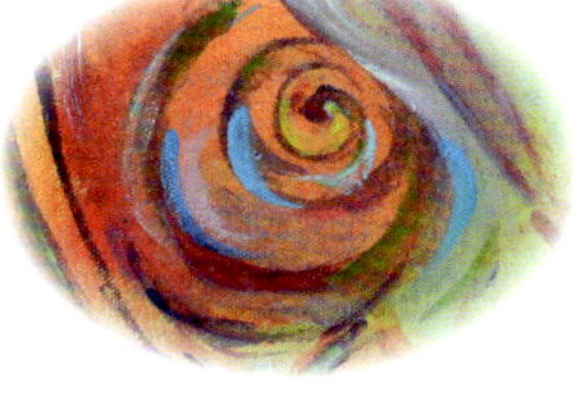

Weisheitswissen als stärkendes Wissen

Der Blick, mit dem du auf deinen Körper schaust, ist idealerweise ein völlig anderer, als der von Ärzten in Ausübung ihrer Verantwortung. Sie müssen kritisch sein, um mögliche Ungereimtheiten frühzeitig erkennen zu können. Deine Aufgabe ist es jedoch, so viel Vertrauen wie möglich in deinen Körper zu entwickeln. Daher ist auch das Wissen, das dich ermächtigt, selbstbestimmt zu gebären und in deine Kraft zu kommen, nicht identisch mit dem Wissen, das Ärzte oder auch Hebammen für ihre Arbeit benötigen.

Im Grunde brauchst du überhaupt kein Wissen, um zu gebären. Dein Körper kennt bereits alle Abläufe. Selbstverständlich solltest du dich dennoch über die Vorgänge der Geburt und die Arbeit deines Körpers eingehend informieren. Achte aber darauf, dass alles Wissen, das du dir aneignest, dir auch wirklich dienlich ist und dich nicht überfordert oder zum Erfüllungsgehilfen macht. Dazu sollte sich Wissen mit deinen Erfahrungswelten verbinden lassen und dein Selbstvertrauen stärken. Es darf dich nicht blockieren, indem es dich in ein Schema presst.

Zum Thema Geburt gibt es eine Vielzahl hervorragender Geburtsratgeber, die von erfahrenen Hebammen und Ärzten verfasst wurden. Die einzelnen Bücher sind in der Aufbereitung des Themas sehr unterschiedlich und tragen somit der Individualität der Frauen Rechnung. Wissen, das per se für den Geburtsverlauf förderlich oder schlecht wäre, gibt es also nicht. Es kommt darauf an, wie du damit umgehst und was du daraus machst. Mach dich auf die Suche nach jenen Informationen, die dir ganz persönlich für die Geburt ein gutes und sicheres Gefühl geben. Dazu kann auch die Aufklärung über mögliche Komplikationen dienen, solang die Informationen nicht deine Ängste schüren.

Sei achtsam, welche Informationen du an dich heranlässt. Es gilt die Prämisse: Informiere dich gründlich, vergiss für die Geburt aber wieder alles, um dir nicht selbst im Weg zu stehen, indem du beispielsweise versuchst, alles einzuordnen und zu bewerten. Diese Erkenntnis wird dir auch für die Begleitung deines Kindes durchs Leben gute Dienste leisten. Wissen kann Sicherheit schaffen, behindert jedoch oft den intuitiven Zugang zum Leben und die Fähigkeit, aus dem Herzen heraus zu handeln. Für die Geburt ist eine Kombination aus Wissen und Spüren, ein Weisheitswissen hilfreich, das die modernen Erkenntnisse der Medizin so aufbereitet, dass Frauen damit individuell und frei durch den Geburtsverlauf fließen können.

Was nun aber ist ein Wissen, das dich stärkt und in deinen Körper Vertrauen fassen lässt? Ein weibliches Weisheitswissen, das dein Denken und Fühlen miteinander in Einklang bringt? Das Verständnis und die damit einhergehende aufrichtige Bewunderung der wundervollen Prozesse, die in deinem Körper während der Geburt ablaufen, gehören auf jeden Fall dazu. Wenn du deinem Körper vertraust, ihn also nicht zu kontrollieren versuchst, dann tut er alles, um dein Kind sicher auf die Welt zu bringen. Gleichzeitig hält er Gefühle wie Liebe, Dankbarkeit und Freude für dich bereit.

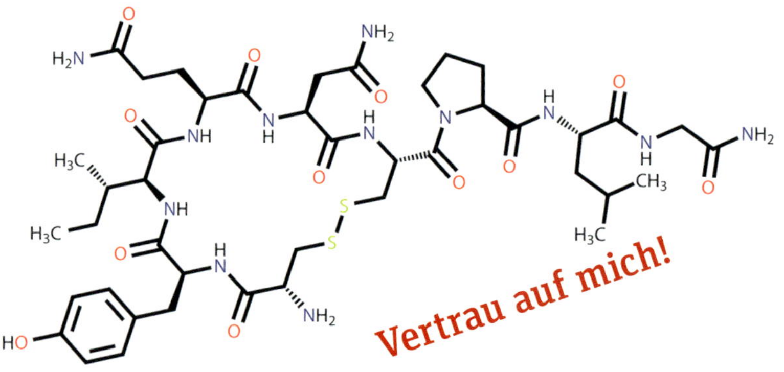

Das »Liebeshormon« Oxytocin

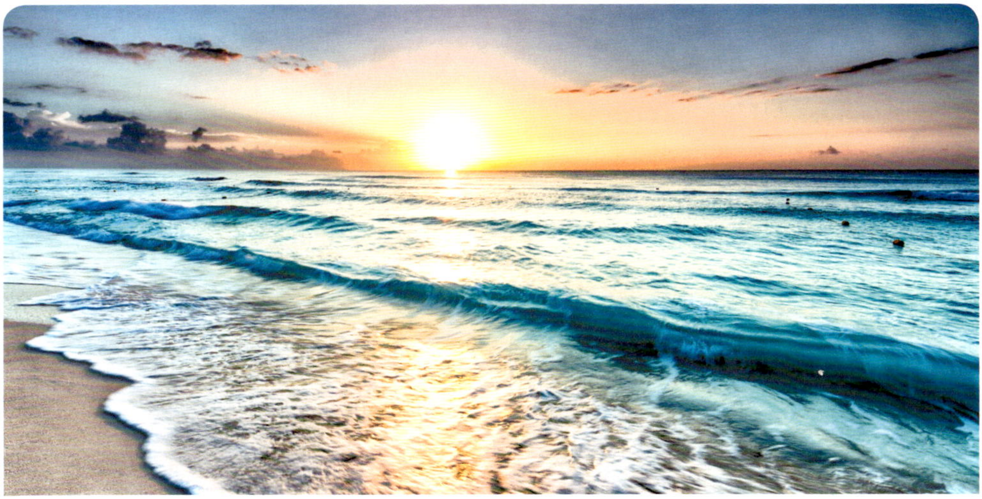

Liebe ist dabei das tragende Element der Geburt. Es zeigt sich für alle sichtbar in den Stunden nach der Geburt. Dann ist der Oxytocinspiegel bei Mutter und Kind am höchsten. Oxytocin, das Liebeshormon, unterstützt nach der Geburt das emotionale Zusammenwachsen von Mutter und Kind, das sogenannte *Bonding.* Doch schon während der Geburt schützt und beflügelt es dich. Oxytocin ist außerdem maßgeblich für das Zusammenziehen der Gebärmutter verantwortlich.

Durch die Kontraktion der Gebärmutter, dem – wie wir bisher verinnerlicht hatten – schmerzhaften Vorgang der Geburt, schüttet der weibliche Körper Oxytocin aus, was wiederum Gefühle von Liebe, Freude und Dankbarkeit auslöst. Wenn du nicht davon ausgehst, dass dein Körper ein Sadist und alles Leben Qual ist, dann begrenze dich nicht selbst durch deine negativen Bewertungen der Kontraktion der Gebärmutter, sondern sieh die Aktivität der Gebärmutter als das, was es in Wahrheit ist: ein Akt der Liebe. Aus Liebe zu deinem Kind und zum Leben nimmt dein Körper all diese Anstrengungen auf sich. Öffne dich für diese Gefühle, und du wirst spüren können, wie die Liebe in dir ins Fließen kommt.

Das Wunderbare: Du kannst die Ausschüttung des Hormons sogar zusätzlich ankurbeln, indem du bewusst mit einem Gefühl der Neugierde, Freude und Vertrauen in die Geburt gehst. Dein Partner oder andere Vertrauenspersonen können dich darin unterstützen, indem sie dir diese Gefühle immer wieder spiegeln und dir Liebe schicken. *Geboren aus einer Welle der Freude* ist also wirklich wörtlich, das heißt körperlich, zu interpretieren. Dein Körper ist bereit, dir das Geschenk einer Geburt in Freude zu machen. Bist du bereit, es anzunehmen?

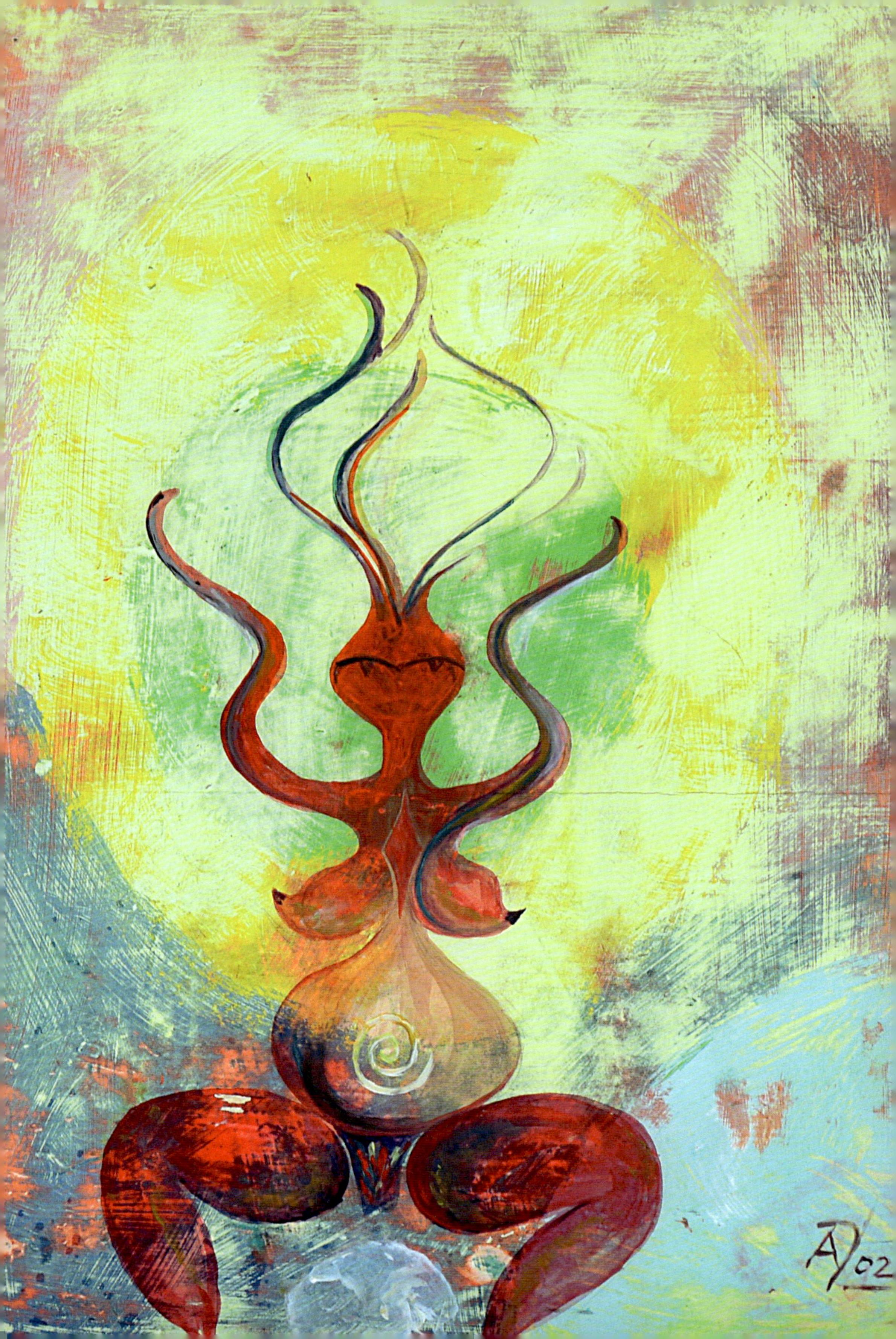

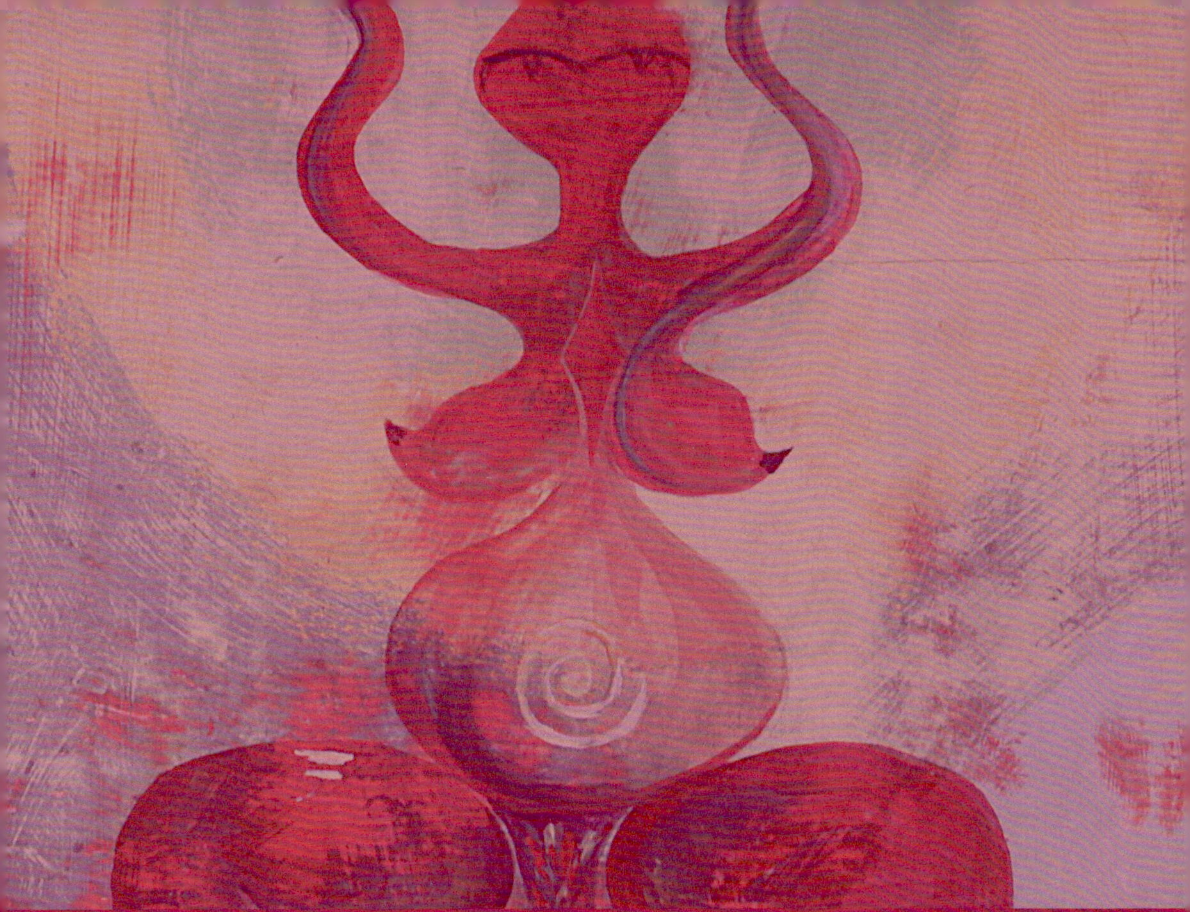

Atabey

Atabey wird vom Volk der Taino auf den Antillen verehrt.
Sie brachte das Leben auf die Erde und ist auch Göttin der Brunnen, Flüsse und des Regens.
Alle Menschen sind Kinder, die aus ihrem Schoß kommen.
Atabey wird traditionell in einer Geburtshaltung dargestellt.
Sie wird auch von Frauen bei Geburten angerufen und steht ihnen bei.

Wellen der Freude

Du bist beeindruckt von der Anstrengung, die dein Körper unternimmt, um dich auf einer Welle der Freude durch die Geburt zu bringen? Du möchtest ihn unterstützen, ohne in die Prozesse einzugreifen? Dann überleg einmal, wie du die Freude zurückgeben könntest. Kennst du ein Signal, das der Körper unmissverständlich als Ausdruck von Freude interpretiert? Lachen ist ein solches Mittel, um Freude körperlich auszudrücken.

Lachen ist eine wahre Geheimwaffe des Körpers. Es lockert nicht nur dein Gemüt auf, sondern vertreibt jegliche Anspannung aus dir. Hättest du Lachen und Geburt bisher miteinander in Verbindung gebracht? Es passt so gar nicht zur bisherigen Vorstellung von Geburt, ebensowenig wie sich die Möglichkeit eines freudvollen Gebärens bisher durchgesetzt hat. Ein Lächeln reicht übrigens schon. Das Lächeln wird dir die Geburt hundertprozentig erleichtern, da es dir hilft, in eine entspannte und freudige Grundstimmung zu kommen.

Der Clou am Lächeln: Sobald sich deine Kiefermuskeln lockern, kann sich auch dein Muttermund leichter öffnen. Versuche also, während der Geburt so oft wie möglich zu lächeln und dein Gesicht zu entspannen. In ein Bild übersetzt heißt gebären, sich Aug in Aug mit einem Tiger zu befinden und ihn

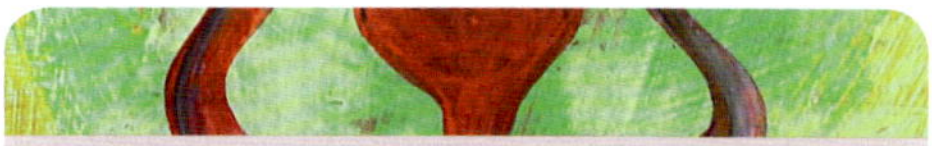

Wegweiser »Lachen«

Lächeln aktiviert das limbische System im Gehirn, das für die Verarbeitung von Emotionen verantwortlich ist. Du kannst dich bereits während der Schwangerschaft mit der Wirkweise vertraut machen und durch Lächeln die positive Übersetzung von Gefühlen trainieren. Beende beispielsweise jeden Tag mit einem Lächeln vor dem Einschlafen. Nach und nach wird das limbische System dein Lächeln so deuten, dass es dir gut geht, und negative Emotionen werden von Tag zu Tag weniger bedrohlich wahrgenommen. Dadurch empfindest du tatsächlich weniger Angst. Wenn dir das Lächeln in Fleisch und Blut übergegangen ist, wirst du auch tatsächlich die Wellen als weniger schmerzhaft empfinden. Du kannst dich leichter entspannen und so den Geburtsprozess doppelt unterstützen. Auch Lach-Yoga kann dir helfen, die Scheu zu überwinden, auf Knopfdruck zu lachen. Probiere es mal aus!

📖 Werner Tiki Küstenmacher: *Limbi: Der Weg zum Glück führt durchs Gehirn.* Campus Verlag, 2014.

💻 www.lachverband.org

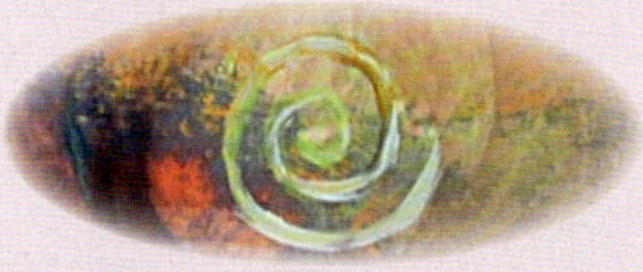

mit einem Lächeln zu verzaubern. Wenn möglich, versuche jede Welle mit einem solchen Lächeln anzunehmen. Dein Partner kann dir hier ein Spiegel der Freude sein. Sein zuversichtliches Lächeln drückt auch die Wertschätzung und Liebe aus, die dich vermehrt Glückshormone für die Geburt ausschütten lassen. Kleine Geste, große Wirkung – durch einen sich gegenseitig befeuernden Prozess aus Freude und Liebe, der genaue Gegenentwurf zum Angst-Spannungs-Schmerz-Syndrom. Lachen während der Geburt passt also hervorragend zur Vorstellung einer freudigen Geburt.

Gebären als Liebesakt des Lebens

Und noch eine Überraschung hält dein Körper bereit, um die Geburt als *Lebensfest* Wirklichkeit werden zu lassen. Während der Geburt produziert er *Betaendorphine* und lässt sich dabei nur allzu gern von außen anheizen. Dieses Hormon produziert dein Körper immer dann, wenn er körperlich herausgefordert ist, etwa so wie ein Bergsteiger auf dem Weg zum Gipfel. Betaendorphine machen dich leistungsfähiger, schmerzunempfindlicher und sind interessanterweise auch verstärkt zu messen, wenn du verliebt oder sexuell aktiv bist.

Zu stöhnen, während die Wellen durch deinen Körper fließen, ist daher eine sehr gute Idee, um die Ausschüttung von Betaendorphinen anzukurbeln. Dein Gehirn kennt diese Laute bereits aus anderen intimen Situationen, die im Allgemeinen positiv bewertet sind. Stöhnen ist also die freudvolle Alternative zum schmerzverzerrten Schreien. Schreien bringt dein Gehirn gewöhnlich mit Angst in Verbindung, ein Zustand, in dem die Ausschüttung von Betaendorphinen fehl am Platz wäre. Wenn du also während der Geburt schreist, dann wird die Geburt tatsächlich anstrengender und womöglich schmerzhafter, da du nicht auf die Betaendorphine zurückgreifen kannst. Stöhne lieber, das entlastet dich mehr.

Wenn dir danach ist und du dir das vorstellen kannst, dann kann dein Partner dazu beitragen, die Hormonausschüttung noch anzukurbeln, indem er deine Brustwarzen und/oder Klitoris liebkost. Sexuelle Stimulation kann vor allem in der Öffnungsphase der Geburt ein wirksames Mittel sein, um den Geburtsprozess anzukurbeln. Sie macht dich gleichzeitig schmerzunempfindlicher. Ist das nicht fantastisch?! Aufgrund der meist wenig intimen Verhältnisse in Krankenhäusern mag es bislang ein Tabuthema sein, du solltest es aber in dein Bewusstsein aufnehmen: Lustempfinden ist das natürliche Gegenteil von Schmerzempfinden.

Es sind also keine Ammenmärchen, wenn von Frauen berichtet wird, die aufgrund der hohen Hormonausschüttung und völligen

Hingabe an die Schöpfungskraft

Wie immer sei auch der Hinweis auf die Möglichkeit einer Geburt mit Orgasmen als Inspiration verstanden und nicht als Ziel, das es unter allen Umständen zu erreichen gilt. Oder anders ausgedrückt: Dein Körper zelebriert während der Geburt die Liebe zum Leben. Gebären ist demnach die Vereinigung deines Körpers mit der wirkenden Schöpfungskraft. Wenn es dir gelingt, dich für diese Vorstellung von Geburt zu öffnen, dann kann durch deine Hingabe an den Geburtsprozess Geburt zu einem ungeahnten Höhepunkt in deinem Leben werden.

Hingabe an den Geburtsprozess Orgasmen während der Geburt erleben. Der BBC-Dokumentarfilm »Orgasmic Birth – the best kept secret« (www.orgasmicbirth.com) beleuchtet dieses Thema für alle, die das Geheimnis lüften möchten. Für diese herausragende Erfahrung müssen natürlich alle inneren und äußeren Umstände harmonieren, so wie dies beim Orgasmus sonst auch der Fall sein muss. Er ist nicht auf Knopfdruck zu erreichen. Schwer vorzustellen, wie das gehen soll, wenn du unter Beobachtung stehst und im Krankenhaus jederzeit die Tür aufgehen und jemand hereinkommen kann.

Stressfalle Adrenalin

Die Ausschüttung von Hormonen läuft noch immer wie vor Urzeiten ab, sehr archaisch, unverfälscht und nicht an die kulturelle Entwicklung des Menschen angepasst. So wundert es auch nicht, dass der Körper während der Geburt noch ein weiteres Hormon produzieren kann, das für den Fortgang des Geburtsverlaufes leider nicht geeignet ist: Es handelt sich um das Hormon *Adrenalin,* das der Körper in Momenten der Gefahr ausschüttet. Ein hoher Adrenalinspiegel bewirkt für den lebensbedrohlichen Ernstfall sinnigerweise die Anspannung aller Muskelgruppen im Körper, um ihn für Flucht oder Kampf bereitzumachen.

Dies ist ein Schutzmechanismus deines Körpers, damit du dich bei drohender Gefahr während des Geburtsprozesses an einen schützenden Ort begeben könntest. Dieser Mechanismus kann sich für dich bei der Geburt aber eher als hinderlich herausstellen, wenn du nicht bewusst und souverän damit umgehen kannst. Unangenehme Gefühle oder *allein* die Tatsache, dass du durch die Untersuchungen und Kontrollen immer wieder aus deiner eigenen, inneren Geburtswelt herausgerissen wirst, können dazu führen, dass dein Körper mit Adrenalin reagiert.

Unter Adrenalineinfluss wird zum einen die Gebärmutter nicht mehr ausreichend mit Blut und Sauerstoff versorgt, was deinem Kind Probleme bereiten und letztlich zu Komplikationen führen könnte. Zum anderen verursacht eine durch Adrenalinzufuhr angespannte Beckenmuskulatur deutlich größere Schmerzen als dies in entspanntem Zustand der Muskulatur der Fall wäre. Die Muskulatur kann nicht mehr frei mitschwingen und wird zu einer inneren Wand, gegen die die Wellen prallen. Adrenalin ist so gut wie immer im Spiel, wenn sich der Geburtsverlauf verzögert oder sogar ganz zum Stillstand kommt.

Adrenalin bedeutet Stress für den Körper. Und in diesem körperlichen Zustand des Aufruhrs verweigert sich die Gebärmutter. Frauen, die in Kliniken gebären, geraten durch die standardisierten Abläufe dort häufiger in diese Stressfalle, aus der meist nur medizinische Interventionen, zum Beispiel ein Wehentropf, der den Körper manipuliert und heftigere Wellen auslösen kann, heraushelfen. Aus der Stressfalle führt nur ein Weg: bewusste Entspannung.

Eine freudige Geburt steht und fällt mit der Fähigkeit, sich zu entspannen. Was sich so einfach anhört, ist für uns moderne Menschen gar nicht so selbstverständlich. Wir stehen oft so unter Stress und Druck, dass wir in einem Zustand permanenter innerer Anspannung leben. Ein Leben im Modus des Sympathikus, dem Helfer in Not

Wegweiser »Entspannung«

Einmal ganz bewusst zu erfahren, wie sich ein Körper in Entspannung oder in Anspannung anfühlt, kann das eigene Bewusstsein enorm verändern. Viele Verspannungen im Körper schleppt man seit Jahren mit sich herum, obwohl sie mehr oder weniger aus dem Alltagsbewusstsein ausgeblendet sind. Oftmals stehen wir so unter Spannung, dass wir die Dauererregung gar nicht mehr wahrnehmen. Somit steuern wir aktiv auch nicht mehr entgegen. Erst wenn du den Unterschied zwischen Anspannung und Entspannung auch körperlich nachvollziehen kannst, kannst du bewusst deine Muskelgruppen entspannen. Wenn du dieses Körpergefühl kennenlernen willst, dann führe möglichst regelmäßig folgende Entspannungs- bzw. Körperwahrnehmungsübung durch.

Sei nicht kritisch mit dir, wenn sich das Gefühl der Entspannung am Anfang nicht gleich in seiner vollen Tiefe einstellt, du übst ja noch. Gib dir und deinem Körper Zeit!

und Stresszeiten, kann auf Dauer ernsthaft krank machen, wenn ausreichend Ruhe- und Entspannungsphasen fehlen. Denn wie uns die Geburt lehrt, sind nur im Modus des Parasympathikus innere Ruhe und Selbstheilung möglich.

Anspannung ist ein ständiges körperliches oder mentales Festhalten und somit das Gegenteil von Loslassen. Eine bewusste Atemführung kann hier Erleichterung verschaffen. Ein tiefer Atem versorgt dich mit Sauerstoff und neuer Energie und hilft, alte Spannungen loszuwerden.

Wie viel freudvoller, entspannter und leichter wäre das Leben, wenn wir uns hin und wieder bewusst auf unseren Atem konzentrieren würden?

Tai-Chi-Übung »Goldenes Licht einsammeln«

Für die Zeit der Schwangerschaft eignen sich besonders gut Tai Chi und Qi Gong, da sie den Fluss der Lebensenergie anregen und eine Harmonisierung von Körper, Geist und Seele anstreben. Die bewussten Bewegungen helfen dir, körperliche Blockaden aufzuspüren und liebevoll zu lösen.

Diese Übung ist gut für ein angenehmes Wärmegefühl im Körper. Sie hilft dir, zu dir selbst zu kommen und dabei ruhig und entspannt zu sein.

Setz dich bequem in den Schneidersitz. Bring deine Hände vor der Brust in Gebetshaltung. Die Handflächen liegen aufeinander, die Fingerspitzen zeigen nach oben, die Handkanten sind geschlossen und die Unterarme parallel zum Boden. Führe nun die geschlossenen Hände über den Kopf. Das goldene Licht der Sonne fließt über die Fingerspitzen in deine Hände und Arme. Lass nun die Arme sinken und leg die Handgelenke auf den Knien ab. Die Handflächen zeigen nach oben. Lass deinen Atem ruhig und gleichmäßig fließen.

Spür nun, wie das goldene Licht der Sonne in die Mitte deiner Handflächen fließt und von dort in deine Arme, in deinen Körper. Stell dir vor, du sammelst das Licht und die Wärme der Sonne durch deine Hände ein. Nimm die Energie des Universums auf und das beste Gefühl, das du haben kannst. All dies fließt nun in dich hinein und bringt dir neue Energie. Nimm bewusst die Kraft der Sonnenenergie auf. Du fühlst dich wohlig warm und geborgen.

Barbara Reik: *Tai Chi und Qi Gong in der Schwangerschaft*. Mankau Verlag, Murnau 2012

Doris Kirch: *Handbuch Stressbewältigung. Lernen Sie in fünf Schritten, den Tiger zu zähmen*. Mankau Verlag, 2. Aufl., Murnau 2011

Die Konzentration auf den Atem ist hervorragend dazu geeignet, den Geist unter Kontrolle zu halten.

******

Und gerade deshalb sind Atemübungen für die Geburt und die durchaus manchmal herausfordernden Momente der Elternschaft ein Segen. Die Geburt steht und fällt mit deiner Fähigkeit zur Entspannung und damit zur Hingabe an den Geburtsverlauf. Damit ist die körperliche Entspannung gemeint. Sie hat aber auch eine geistige Komponente. **Je mehr du dich körperlich und geistig entspannen kannst, desto stärker wird dein Zugang zur Intuition.**

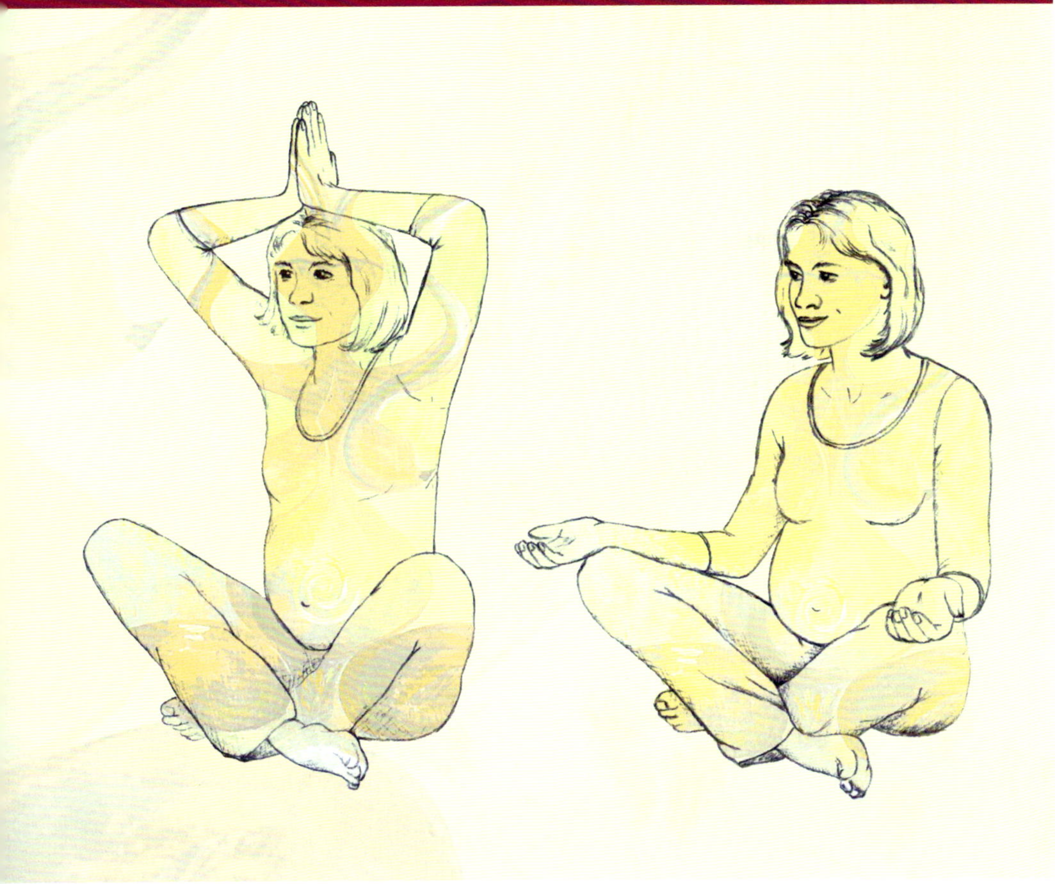

Entspannungsübung

Achte im Alltag immer wieder auf deinen Atem. Du wirst feststellen, dass ein ruhiger, tiefer Atem zu mehr Lebenskraft, Gelassenheit und innerer Sicherheit führt. Im Alltag kannst du mit gezielten Atemübungen deine negativen Gedanken und Emotionslagen aktiv verändern. Dies sind ganz einfache Übungen für mehr Souveränität und Lebensfreude.

Setz dich oder leg dich in eine bequeme Position. Wenn du in der Schwangerschaft schon weiter fortgeschritten bist, ist dir die Seitenlage mit Kissen zur Unterstützung wahrscheinlich am angenehmsten. Sorge dafür, dass du dich wohlfühlst und dass dich in den nächsten Minuten niemand stören kann. Mit der Muskelentspannungsübung suchen wir für dich eine körperliche Entspannung. Es geht aber auch darum, deinen Blick nach innen zu richten und dich für die Schönheit in dir zu öffnen. So kannst du dich auf das Wunder, dass ein Kind in dir wächst, mehr und mehr einlassen.

Lass mit jedem Atemzug mehr Entspannung in deinem Körper zu. Nutze jeden Atemzug, um damit in deine Körperregionen mit deinem Bewusstsein zu reisen. Dieses Bewusstsein wird dir dort Entspannung bringen. Konzentriere dich auf deine innere Wahrnehmung und bewerte nicht! Lass alle Gedanken zu, die kommen, aber halte sie nicht fest. Entspann vor allem auch bewusst deinen Kiefer und deine Lippen. Für die Geburt ist es hilfreich zu wissen, wie sich ein entspannter Kieferbereich anfühlt.

Leg dich bei dieser Übung entspannt und bequem auf den Rücken. Schließ die Augen und atme bewusst durch die Nase ein und aus. Beginne bei deinen Füßen: Kralle die Zehen des rechten Fußes zusammen und konzentriere dich auf die anwachsende Spannung. Halte die Spannung für sechs bis zehn Sekunden. Atme dabei ruhig und entspannt weiter. Lass die Spannung dann unvermittelt los und spür dem Entspannungsgefühl nach. Wiederhole diese Übung mit deinem linken Fuß. Genieße auch hier die Entspannung nach der Anspannung.

Mach nun weiter mit deinen Beinen. Streck das rechte Bein mit angezogenen Füßen aus und drücke es auf den Boden. Halte die Spannung für sechs bis zehn Sekunden. Konzentriere dich auf das Spannungsgefühl in den Beinmuskeln. Atme konzentriert weiter durch die Nase ein und aus. Dann entspanne die Beine wieder. Wiederhole diese Übung mit dem linken Bein.

Ziehe nun beide Gesäßmuskeln zusammen und konzentriere dich auf die Muskelspannung. Halte sie wieder für sechs bis zehn Sekunden, bevor du sie locker lässt. Vergiss nicht, bei der Anspannung ruhig weiterzuatmen.

Nun ist dein Bauch dran: Spann die Bauchmuskeln an, indem du den Nabel einziehst. Konzentriere dich auf die Spannung: sechs bis zehn Sekunden halten und dann loslassen. Spür der Entspannung eine Weile nach und atme ruhig und konzentriert weiter.

Versuche nun abschließend, deinen ganzen Körper anzuspannen. Halte die Spannung, und genieße die folgende Entspannung für zwei bis drei Minuten. Wiederhole diese Übung einmal!

Erlaube dir, ein für dich stimmiges Bild über die Vorgänge der Geburt zu entwickeln. Je bildlicher du die Arbeit der Gebärmutter und die körperlichen Vorgänge während der Geburt verinnerlicht hast, umso leichter wirst du die Führung während der Geburt an deinen Körper abgeben können. Alle Methoden der Entspannung sind heilsam und für die Geburt förderlich. Es ist daher sehr ratsam, wenn du eine Entspannungstechnik in der Schwangerschaft aktiv erlernst.

Aus: Barbara Reik: *Tai Chi und Qi Gong in der Schwangerschaft*, S. 84

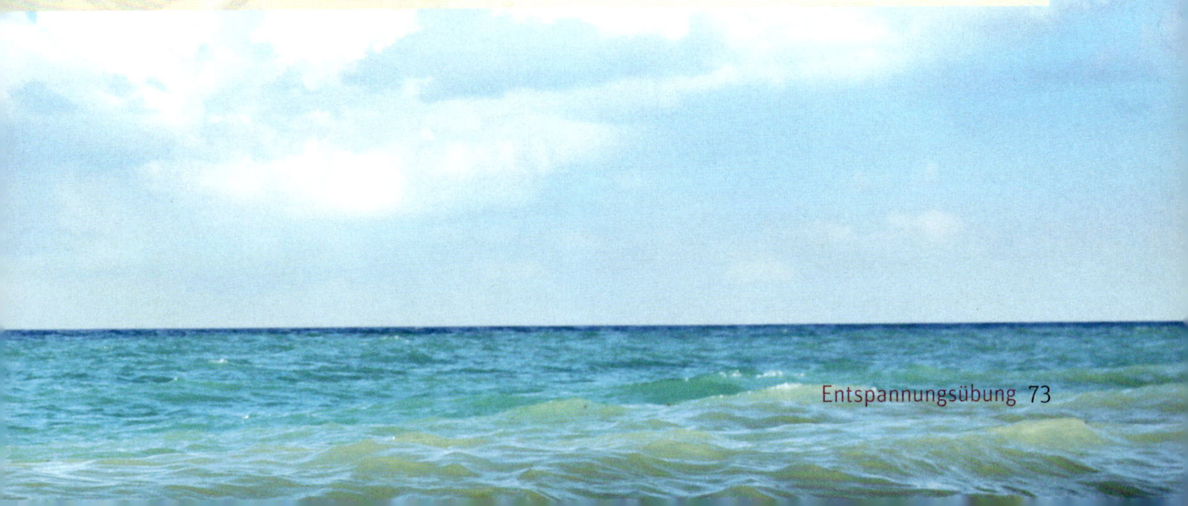

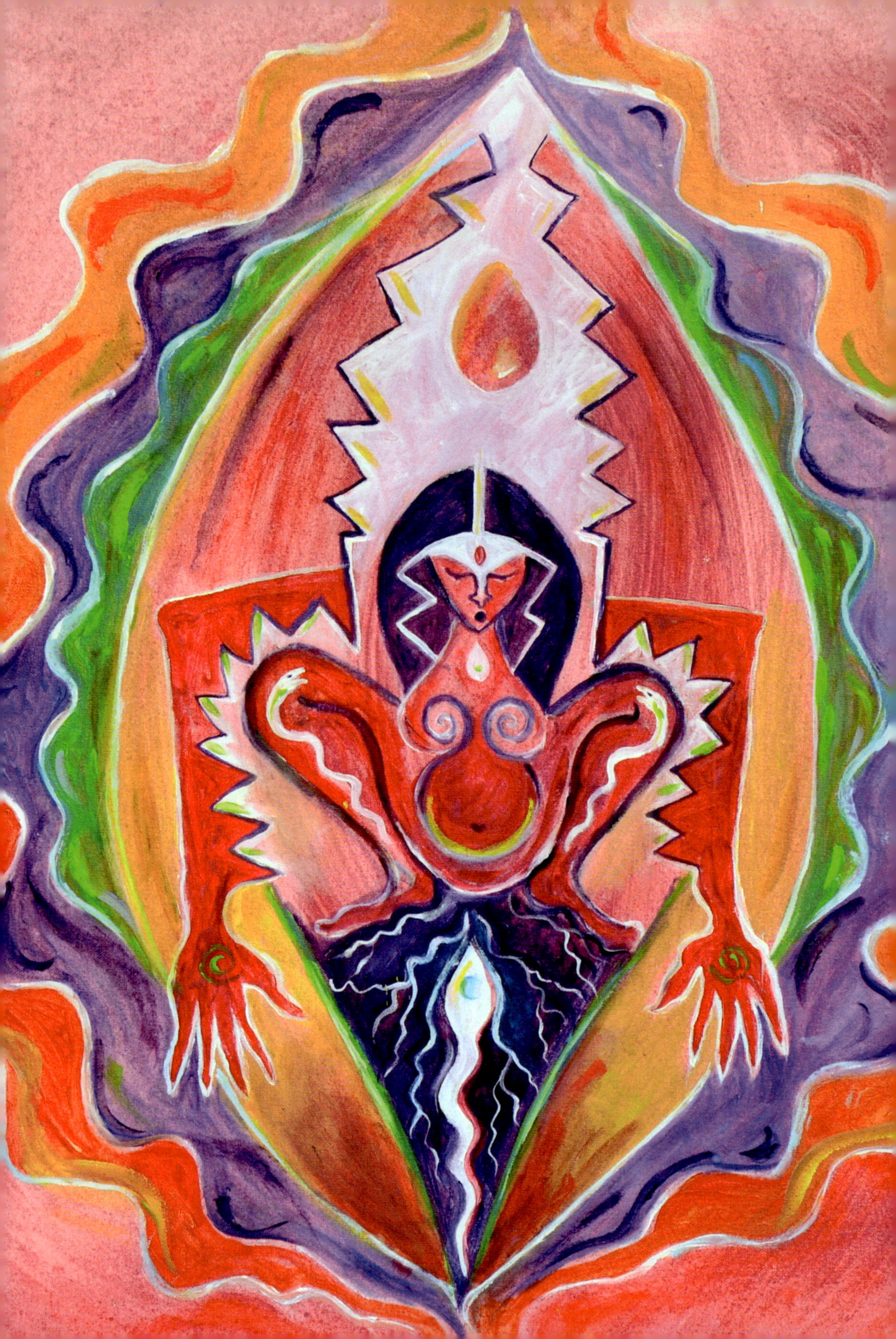

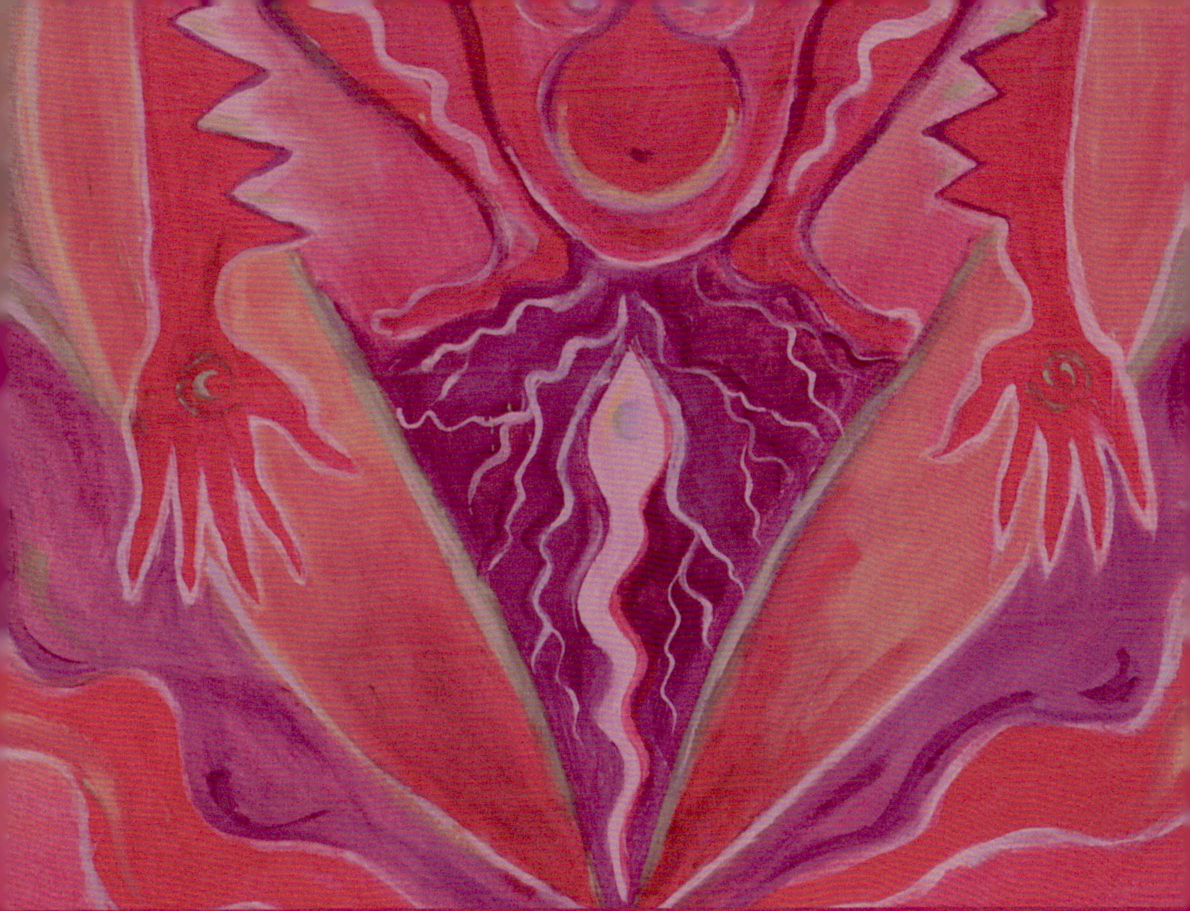

Tlazolteotl

Tlazolteotl wurde besonders von den altmexikanischen Nahua-Völkern verehrt. Sie ist Göttin der Lust, Fruchtbarkeit, Empfängnis und Geburt bzw. Wiedergeburt. Sie ist die Gebieterin der geschlechtlichen Liebe und des sexuellen Verlangens. Sie ist Beschützerin alles Weiblichen und vor allem auch Heilerin der weiblichen Geschlechtsorgane.
Noch heute werden in Mexiko entzündete Stellen, z. B. an Brustwarzen, mit Maismehl (dem Geschenk ihres Sohnes Cinteotl) gelindert und geheilt. Damit ist sie auch die Schutzgöttin der Hebammen und Ärztinnen bzw. Heilerinnen.

Gebärmutter als »das Weiblichkeitsorgan«

Die Gebärmutter ist kein *Kampfinstrument.* Aber was ist sie dann? Die Gebärmutter ist das zentrale weibliche Geschlechtsorgan. Sie liegt versteckt im Inneren und erschließt sich dir nur, wenn du dich bewusst mit ihr beschäftigst. Meist ist sie aber nicht von gleichem Interesse wie etwa die Brüste als äußeres Zeichen der Weiblichkeit. Es spricht Bände, dass sich kaum eine Frau mit ihr intensiv auseinandersetzt, geschweige denn ihr Wertschätzung entgegenbringt.

Wie ist das bei dir? Sei ehrlich: Ist dir die monatliche Regelblutung nicht auch eher lästig und unangenehm, als ein Grund, in Lobgesänge auf die Weiblichkeit auszubrechen? Aber warum ist das so? Warum stellen einige Frauen mit aufgeblasenen Brüsten ihre Weiblichkeit zur Schau, und warum blendet ein Großteil der Frauen das Organ, das sie mit dem Leben direkt verbindet, verschämt oder genervt aus seinem Bewusstsein aus? Nur wenige Frauen vollziehen bewusst ihren Zyklus nach, der durch Auf- und Abbau der Schleimhaut in der Gebärmutter das Werden und Vergehen des Lebens widerspiegelt.

Dein Menstruationszyklus steht in Verbindung mit dem Mond und ist ein Anhaltspunkt zum Verständnis des Weiblichen. Das Weibliche steht ursprünglich mit dem Kosmos in Verbindung. Diese Zusammenhänge sind heute ebenso verschüttet wie das Verständnis für eine segensreiche Geburtsarbeit. Moderne Verhütungsmethoden, wie die Pille, erschweren einen natürlichen Zugang zu den eigenen Körperabläufen. Und doch gibt es immer noch Frauen, die so körperbewusst sind, dass sie ihren Eisprung spüren können. Früher hatten tatsächlich alle Frauen zur selben Zeit, nämlich bei Vollmond, ihren Eisprung, und alle Frauen hatten zur selben Zeit, nämlich bei Neumond, ihre Tage. Bei Nomadenfrauen, die im Freien im Einklang mit der Natur leben, ist dies immer noch zu beobachten.

Ein Menstruationszyklus von 28 Tagen stimmt exakt mit dem Mondrhythmus überein. Die etymologische Herleitung der Wörter *Monat* und *Mond, Menstruation* und *Maß* führen vor Augen, dass der Mond das erste historische Zeitmaß darstellte und in Verbindung mit der Blutung der Frau den ersten Kalender der Menschen aufstellte. Viele Völker orientierten sich am Mondkalender, der aus 13 Monaten bestand. Seine Beachtung diente unter anderem auch der natürlichen Verhütung. Die Römer nannten die Zeitrechnung sogar »Menstruation«, wie *Gabriele Pröll* in ihrem Buch »Meine Tage – Quelle weiblicher Kraft und Intuition« ausführt.

Völlig abhandengekommen im Bewusstsein der heutigen Frauen ist das Wissen um die Heilkraft des Menstruationsblutes. Geschäftstüchtige Forscher sind gerade dabei, die Kraft des weiblichen Blutes nachzuweisen. Erste Ergebnisse scheinen das uralte Heilwissen der Frauen zu bestätigen. Wie nun willst du als Frau Vertrauen in deinen Körper entwickeln und die Geburtsarbeit vertrauensvoll und entspannt durch deine Gebärmutter verrichten lassen, wenn du sie nicht kennst und kein Verhältnis zu ihr hast? Wenn sie das vergessene Organ in dir ist?

Ein Verständnis für die Funktion der Gebärmutter ist für eine Geburt im Zentrum deiner Kraft unverzichtbar. Mach dich mit deiner Gebärmutter so vertraut wie möglich und bemühe dich, Gefühle der Dankbarkeit für ihr Dasein und ihre Arbeit zu entwickeln. Sie ist es schließlich, die dein Kind im Bauch schützt und es nach seiner Reife auf seine Reise ins Leben schickt. Aus diesem inneren Verstehen heraus entwickelt sich eine Vertrautheit, die sich sehr geburtsförderlich auswirken wird.

Die Gebärmutter ist normalerweise ein kleiner, beutelartiger Muskel, etwa so groß wie eine Birne. Am Ende der Schwangerschaft hat sich die Gebärmutter auf ein Vielfaches ihrer Größe ausgedehnt, sodass sie der größte Muskel im Körper ist. Im Laufe der Dehnung wird die Gebärmutterwand immer dünner. Das Kind wächst mit und drückt erst auf die Blase, dann auf den Magen und rutscht im letzten Monat tiefer ins Becken.

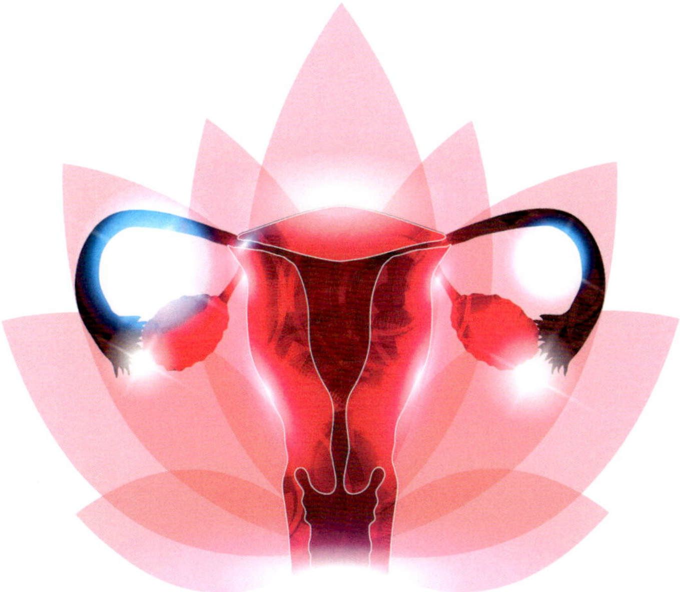

Was genau die Geburt letztlich auslöst, ist noch nicht geklärt. Man geht aber davon aus, dass das Kind dem Körper der Mutter die Signale gibt und dieser dann mit der Produktion der Geburtshormone beginnt. Vor diesem Hintergrund sollten Geburten – sofern möglich – auch nicht voreilig eingeleitet werden, da das Kind im Mutterleib für seine Reifung noch Zeit benötigt.

Es ist also völlig in Ordnung, wenn dein Kind am errechneten Geburtstermin noch nicht anklopft. Lass ihm seine Zeit, und versuche in den letzten Tagen, Kraft zu tanken. Kraft wirst du brauchen, auch wenn sich die Gebärmutter – anders als andere Muskeln – in deinem Körper nicht willentlich steuern lässt. Du kannst dich also doppelt entspannen: Wenn du ihre Tätigkeit nicht beeinflussen kannst, dann kannst du es auch nicht besser machen als das, was ist, und vertrauensvoll loslassen. Die Tätigkeit der Gebärmutter lässt sich also nicht kontrollieren, sie agiert frei und unberechenbar. Lass sie den Rhythmus vorgeben! Sie verkörpert die wilde Frau in dir, und ein Kräftemessen mit ihr kannst du nicht gewinnen, sondern dich nur selbst schwächen.

Wegweiser »Empfindung statt Schmerzen«

Auch wenn dich die Intensität der Empfindungen bei der Geburt erst einmal überraschen und überrollen sollte, wenn du verinnerlicht hast, dass dein Körper gerade alles tut, um dein Kind auf die Welt zu bringen, wirst du in deine Kraft zurückfinden und dich im Zentrum des Orkans erleben. Du weißt, dass mit jeder Welle Kontraktionen kommen werden, die an Intensität zunehmen, die dann wieder gehen und dir etwas Zeit zur Erholung lassen. Nutze diese Zeit, um durch die Atmung aktiv in Entspannung zu kommen. Vergiss nicht: Intensive körperliche Empfindungen sind ein gutes Zeichen, denn sie zeigen, dass die Geburt voranschreitet. Körperliche Empfindungen, wie sie bei der Geburt auftreten – Ziehen, Dehnen, Drücken, Brennen – dienen dir als Anhaltspunkte für den Geburtsverlauf. Du nimmst sie wahr, ohne sie zu bewerten, denn du konzentrierst dich allein darauf, die Verbindung zu dir und deinem Kind zu halten. Du sammelst alle Kraft in deinem Bauch. Je intensiver die körperlichen Wahrnehmungen werden, desto mehr kannst du sie auch zulassen und in die Wellen eintauchen, indem du dich in dir versenkst. Die Empfindungen deines Körpers helfen dir, die für dich und dein Kind geeigneten Positionen für das kontinuierliche Fortschreiten des Geburtsverlaufes zu finden. Durch den Atem verbindest du Körper, Geist und Seele, und er hilft dir, mit deinem Kind zu bleiben.

Wellentanz der Gebärmutter

Du kannst deiner Gebärmutter die Arbeit erleichtern, indem du dich und alle Muskeln in deinem Körper bewusst entspannst. So hat deine Gebärmutter mehr Platz und bekommt weniger Widerstand und Einengung, was sie gar nicht mag. Außerdem ist dein Einlassen auf den Rhythmus der Gebärmutter, auf den Wellentanz, ein Garant für weniger starke körperliche Empfindungen.

Die Anspannung eines Muskels tut gewöhnlich nicht weh. Es ist anstrengend und kann zu Überanstrengung führen, wenn ein Muskel stark beansprucht wird. Schmerzen verursacht dies aber erst, wenn die Empfindung von unguten Gefühlen begleitet wird, etwa: »Hört das denn nie auf?« oder: »Wie schlimm kann es noch werden?« Auch im Fall der Gebärmutter, die ihre Arbeit wellenartig verrichtet, das heißt immer wieder auch Phasen der Entspannung vorsieht, sind es nicht die Kontraktionen, die schmerzen, sondern die druckempfindlichen angespannten Muskeln oder Organe im Umfeld der Gebärmutter.

Unterstützung erfährt die Arbeit der Gebärmutter durch die Ausschüttung des Hormons *Relaxin*. Es macht alles Gewebe weicher und dehnbarer, manchmal so, dass sich die Beine beim Stehen und Laufen wie Wackelpudding anfühlen können. Freu dich über dieses Zeichen. Relaxin ist nämlich auch der Weichmacher, der dafür sorgt, dass deine Vagina dehnbarer wird, sodass dein Kind genügend Platz im Geburtskanal findet. Bereits in den letzten Wochen der Schwangerschaft haben sich deine Bänder gedehnt, damit du mehr Platz im Becken hast. Der Körper am Ende der Schwangerschaft ist also nicht mehr zu vergleichen mit deinem Körper vor der Schwangerschaft. Er ist bereit, mit dir den Tanz der Geburt zu tanzen.

Wie aber arbeitet die Gebärmutter nun genau? Die Gebärmutter ist mit drei verschiedenen Muskelgruppen ausgestattet, die während der Geburt aktiv sind und unterschiedliche Aufgaben erfüllen. Die diagonalen Muskelgruppen sichern die Versorgung des Kindes über die Plazenta und Nabelschnur. Die horizontalen Muskelgruppen halten das Kind während der Schwangerschaft in der Gebärmutter fest umschlossen. Sie dehnen sich aus, damit sich der Muttermund öffnen und das Kind herauskommen kann. Das geschieht im Zusammenspiel mit den vertikalen Muskelgruppen der Gebärmutter, die dazu da sind, den Muttermund über das Kind zu ziehen und in den Geburtskanal zu schieben.

Die vertikalen Muskeln sind es auch, die bei den sogenannten Übungs- oder Senkwehen aktiv sind, damit das Kind tiefer ins Becken rutschen kann. Die Geburtsarbeit der Gebärmutter erzeugt also die Wellen oder Kontraktionen. Im Geburtsprozess wird durch die Wellen und Kontraktionen Druck in der Gebärmutter aufgebaut, um den Muttermund zu öffnen. Dazu wird die Gebärmutter bzw. das Kind darin während einer Kontraktion gestreckt und der Bauch nach außen gedrückt.

Genau betrachtet, ist dieses Aufgehen eher ein Dehnungsvorgang als eine Kontraktion. Dies ist auch der Grund, warum eine bewusste Atmung im Takt der Gebärmutter deine Empfindungen so viel sanfter sein lässt. Wenn sich deine Gebärmutter dehnt, dann erweitert ein bewusstes, zeitgleiches Einatmen von dir den Bauchraum. Das aktive Mitdehnen durch einen tiefen Atemzug verringert den Druck von außen auf die Gebärmutter, und damit lassen sich auch deine Missempfindungen reduzieren. Außerdem führt tiefes, bewusstes Atmen unweigerlich zu einer körperlichen Entspannung, was für den ganzen Geburtsprozess sehr förderlich ist.

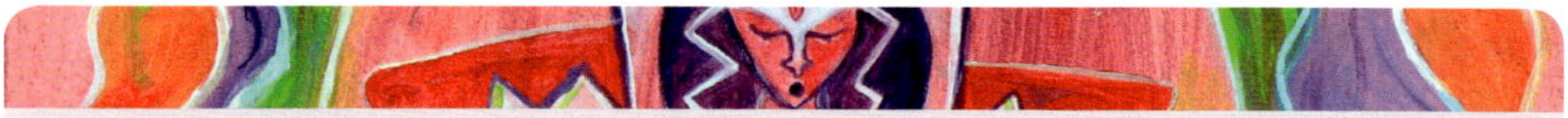

Wegweiser »Bewusste Atemführung«

Es gibt eine Vielzahl an Atemübungen. Gib dir Luft und Raum, schnür dich nicht in enge Kleider oder äußere Zwänge ein. Sitz aufrecht mit entspannten Gesichtszügen, wenn möglich mit einem Lächeln im Gesicht. Atme durch die Nase ein und aus. Atme tief in den Bauch, sodass sich der Bauch beim Einatmen nach außen wölbt und beim Ausatmen nach innen gezogen wird. Achte darauf, dass du die gesamte Luft beim Ausatmen nach außen abgegeben hast. Erlaube auch deinen Schultern, sich bei jedem Ausatmen zu entspannen. Finde dein eigenes Atemtempo, lass den Atem zum Fließen kommen.

Jeder Atemzug unterstützt auch direkt deinen Körper, indem er die Hormonproduktion in der Hypophyse anregt. So werden die Wellen in Schwung gehalten und der Geburtsverlauf aktiv vorangebracht. Der Lebensatem hilft dir, in Kontakt mit deiner inneren Führung zu kommen. Und wie du weißt, ist ein entspannter Körper die beste Voraussetzung für ein gut arbeitendes parasympathisches Nervensystem, wodurch die horizontalen Gebärmuttermuskeln und die Öffnung deines Muttermundes gesteuert werden.

Zum Üben nimm so viele Züge der Lebensatmung am Tag bewusst wahr wie du kannst. Dies ist im Alltag bei nahezu jeder Tätigkeit möglich. Du kannst deinem Körper und deinem sich entwickelnden Kind kaum etwas Besseres tun, als tief und ruhig in deinen Bauch zu atmen. Wenn du die Atmung wie im Schlaf kannst, dann wirst du auch leicht zwischen den aufwühlenden Wellen in das Muster der Lebensatmung finden.

Die Lebensatmung

Die Lebensatmung ist der natürliche Atemfluss, wenn wir nicht gerade angespannt, gehetzt oder gestresst sind. Kleinkinder atmen nach diesem Muster. Wenn du bewusst im Takt der Lebensatmung mitschwingst, findest du zu dir. Sie ist daher gut dazu geeignet, in Stress-Momenten schnell wieder herunterzukommen. In den Stunden der Geburt ist sie der ideale Begleiter zwischen den Wellen, um in den Entspannungsphasen des Körpers in die Ruhe und zu dir zu finden.

Ein tiefer, voller Atem, wie es der Lebensatem ist, verbessert die Funktionen deines Körpers und reinigt deinen Geist. Wenn du die Lebensatmung während der Geburt ausführst, wird sie dir helfen, mental zu entspannen.

Versuche, mit dem Atem zu entspannen, und lass mit jedem Ausatmen los. Lass auch alle Vorstellung los, wie der Atem sein soll. Atme so, wie es für dich gerade angenehm ist. Lass zu, dass sich dein Körper mit der Lebensatmung selbst regulieren kann. Wenn die Wellen irgendwann intensiver werden, dann ist es völlig normal, wenn auch dein Atem schneller und flacher wird, das heißt, wenn er mehr im Brustbereich ist. Spür deinem Atem nach und stoße mit der frei fließenden Lebensatmung *den Flow* deiner Geburt an. Übe die Lebensatmung, während du bequem liegst oder sitzt. Entspanne alle Muskelgruppen deines Körpers und beginne.

Atme langsam in deinen Bauch. Entspanne dabei deinen Bauch, und erlaube deinen Bauchmuskeln, sich nach außen zu dehnen. Immer mehr Luft strömt in deine Lungen und dehnt die Lungen aus, bis sich auch die Schultern und der Brustkorb leicht heben. Atme wieder aus und ziehe dabei deinen Bauch leicht nach innen. Die Lungen leeren sich, bis sich schließlich deine Rippen zusammenziehen und sich dein Brustkorb wieder senkt. Achte bei der Ausatmung bewusst darauf, deine Schultern und deine Kiefermuskulatur loszulassen. Wenn dir die Bauchatmung ungewohnt ist, leg deine Hände zur Unterstützung und Kontrolle nebeneinander auf deinen Nabel. Wenn du einatmest, entfernen sich die Fingerspitzen voneinander. Wenn du ausatmest, kommen deine Finger wieder zusammen.

Bei dieser Übung ist es egal, ob du mit offenen oder geschlossenen Augen atmest. Probier ruhig beides aus. Du wirst im Geburtsverlauf merken, was dir mehr entspricht. Es gibt Frauen, die sich mit geschlossenen Augen besser auf sich konzentrieren und in sich versenken können. Andere wiederum fühlen sich mit nach innen gerichtetem Blick eher haltlos und brauchen etwas im Außen, worauf sie den Blick fokussieren können. Besonders schön kann es sein, wenn du im warmen liebevollen Blick deines Partners die notwendige Sicherheit findest und ihr gemeinsam dem Leben entgegenatmet.

Die Kraftatmung

Mit der Kraftatmung kannst du dich gezielt auf die Geburt vorbereiten. Dieses Atemmuster stärkt deine Lungen und dein Zwerchfell. Außerdem hilft es, Ängste und Unsicherheiten zu vertreiben, und öffnet dich für deine innere Kraft und Intuition.

Nimm eine bequeme, aufrechte Haltung ein und atme ein: Zähle flüssig bis 20, das heißt weder zu langsam noch zu schnell, während du in deinen Bauch atmest. Halte dann deinen Atem an, bis du (bis 20) zu Ende gezählt hast, und versuche dabei bewusst, den Brust- und Rückenbereich zu entspannen. Atme dann gründlich aus, bis du wieder bei 20 angelangt bist. Wiederhole diesen Ablauf insgesamt neun Minuten lang.

Diese Atemtechnik kann dir helfen, wenn die Wellen intensiver werden. Die Atmung (Neun-Minuten-Sequenz) dauert in etwa so lange wie eine Welle. Erinnere dich, dass jede Welle deine Gebärmutter dehnt. Sie wird weniger Druck auf die umliegenden Organe ausüben, wenn du aktiv mit einem tiefen langen Atemzug deinen Bauch mitdehnst und somit Platz schaffst. Außerdem kann dir das Zählen helfen, konzentriert zu bleiben und dich nicht mit unnötigen Gedanken oder Verarbeitung von Emotionen während einer Welle zu beschweren.

Stell mit dieser Atmung deinem Körper deine ganze Kraft zur Verfügung. Ist die Welle vorbei, dann finde zurück in die entspannte, fließende Lebensatmung. Da die Kraftatmung sich bereits während der Schwangerschaft positiv auf deinen Umgang mit Ängsten und Sorgen auswirkt, solltest du sie möglichst täglich üben. Lade deinen Partner ein, diese Übung mit dir gemeinsam zu machen. Auch ihm wird diese Atmung Kraft geben, Unsicherheiten vor der Geburtssituation im Vorfeld abzubauen. Außerdem stärkt ihr so euer Gemeinschaftsgefühl, was für die Geburt sehr wichtig sein wird.

Die Energieatmung

Die Energieatmung eignet sich hervorragend, wenn dein Akku leer zu werden droht. Innerhalb weniger Züge kannst du damit zum Beispiel während der Schwangerschaft körperliche oder seelische Tiefs wegatmen und dich wieder neu aufladen. Die Energieatmung kann dir während der Geburt deine innere Power zugänglich machen, und vor allem im Endspurt gibt sie dir wieder Kraft.

Bring dich in eine bequeme Position, schließ die Augen, konzentriere dich und beginne: Atme schnüffelnd in vier getrennten, kurzen Teilen durch die Nase ein. Halte kurz inne und atme dann bewusst in einem langen Teil fließend wieder aus. Mach eine kurze Pause, bevor du mit den vier Schnüffel-Atemzügen wieder beginnst.

Geburt ist keine »Kopfsache«

Durch die Arbeit der Gebärmutter dehnt sich der ganze Körper auf. Wenn du bewusst atmest, kannst du diese Arbeit erleichtern. Das Atmen wirkt entspannend auf deinen Körper und verbindet dich mit deinem Kind. Der Fokus auf die Atemführung hilft zudem, deinen Geist sinnvoll zu beschäftigen. Das Störfeuer der spontan, wie auch in Urzeiten, arbeitenden Gebärmutter ist nämlich dein unkontrollierter Geist. Oder anders ausgedrückt: Für eine freudige Geburt ist dein Geist in Schranken zu weisen, deinen Körper hingegen so frei und gelöst wie nur möglich agieren zu lassen. Das ist mit der Aussage gemeint, Kinder können nicht »mit dem Kopf« geboren werden.

Was sich so selbstverständlich anhört, ist für immer mehr Frauen allerdings eine echte Hürde. Im Alltag stehen Frauen heute selbstverständlich ihren »Mann« und leben ein Leben aus dem Kopf heraus, das heißt: diszipliniert, reflektiert, kontrolliert und strukturiert. Unendliche *Was-wäre-wenn-Fragen* oder die genaue Terminierung von Lebensentwürfen, bis hin zum bestellten Kaiserschnitt, sind Ausprägungen davon. Viele Frauen erscheinen sogar noch mit ihrem Laptop im Kreißsaal, um noch schnell einmal tausend E-Mails zu checken, bevor sie Mutter werden.

Wenn der Kopf Vorrang vor dem Geist hat, sammelt sich auch alle Lebensenergie im Kopf, wodurch es vielen Frauen an einer Erdung mangelt. Gebären ist nun einmal eine durch und durch erdverbundene Tätigkeit,

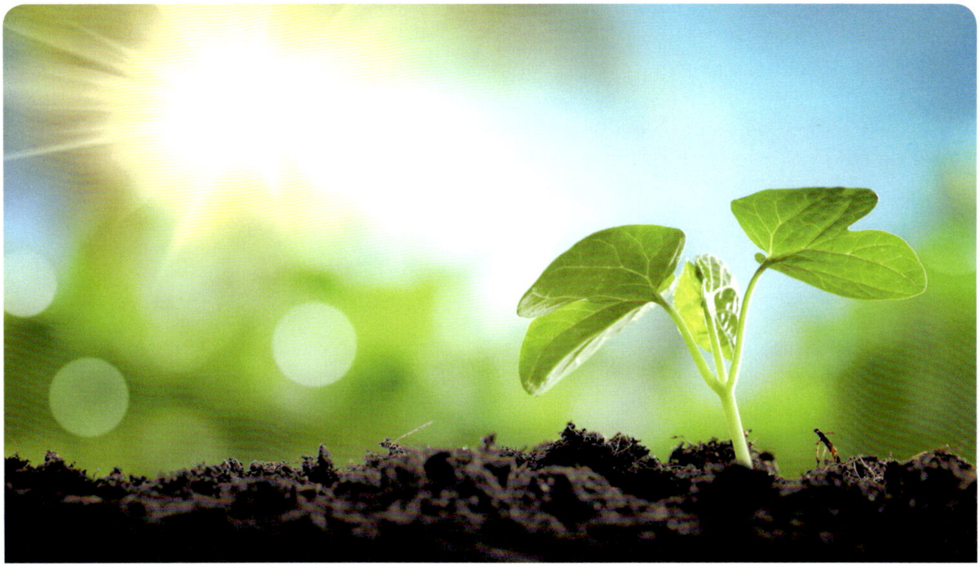

ein in die Tiefen der Tiefen vordringender Vorgang, in dem der weibliche Körper letztlich die Materie durchdringt. Diese Deutung scheint auch in der Verwandtschaft der Wörter *mater,* lateinisch für *Mutter,* und *matrix* für Gebärmutter auf. Sie verweisen auf die enge Verbindung von Mutter, Gebärmutter und Materie bzw. Erde. Über den Kontakt zu Mutter Erde kommst du also auch in Kontakt zu deiner Gebärmutter. Darum ist das Thema Erdung so wesentlich für eine Geburt *im Flow.*

Wegweiser »Erdung«

Für Frauen ist – gerade in der Zeit der Schwangerschaft – eine Erdung wichtig, also der Kontakt zur Mutter Natur. Nur so kann sich das Urvertrauen wirklich in dir verankern, sodass du dich in Leichtigkeit öffnen kannst. Auf dem Weg zur Geburt in Freude ist alles willkommen, was dich dazu bringt, dich als Einheit mit dir oder mit deiner Umgebung wahrzunehmen. Dieser Zustand der Einheit fördert einen liebevollen und vertrauensvollen Umgang mit dir und deinem Baby.

Ein bewusster Spaziergang in der Natur – am besten täglich und barfuß, damit du die Eindrücke auch körperlich in dich aufnehmen kannst – kann dich für die Schönheit der Erde öffnen. Besonders Bäume und fließendes Gewässer können dich jetzt stärken. An Bäume gelehnt, kannst du um Kraft durch Mutter Erde bitten, oder du machst einen Spaziergang am Fluss entlang und übergibst deine Ängste und Sorgen bewusst dem Wasser. Im Beobachten von Tieren kann sich dein Herz öffnen und dich ins Hier und Jetzt und ins unmittelbare Erleben führen.

Dieses Eintauchen in die Schönheit und die Kraft der Natur und das Einlassen auf ein anderes Erleben der Welt helfen dir, die Liebe zu dir und zum Leben neu zu entdecken. Der Kontakt zur Natur unterstützt dich, zu einem guten Umgang mit dir zu kommen. Sich zu mögen und gut zu sich zu sein, ist besonders in der Schwangerschaft wichtig. Wenn du dich magst, dann kannst du auch eher auf deine innere Stimme hören, die dich sicher durch Schwangerschaft und Geburt leitet.

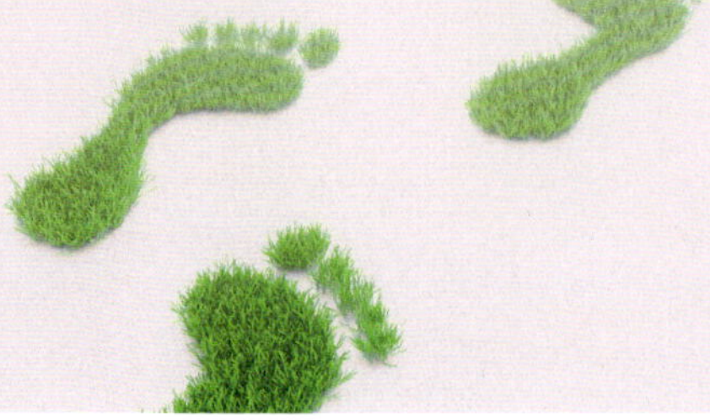

Der goldene Weg: Einheit von Körper, Geist und Seele

Wenn du also in Freude gebären möchtest, dann wirst du nicht umhin kommen, dich auch mit der Macht bzw. Begrenztheit deines Geistes zu beschäftigen. Wir alle bestehen aus Körper, Geist und Seele. Diese drei Ebenen sind komplex vernetzt und stehen in einem ständigen Austausch. Sie dienen sich gegenseitig, und damit dem Individuum, also dir, als Spiegel und Selbsterkenntnisfläche. Nur wenn alle drei Ebenen harmonieren, also ausgeglichen sind und frei miteinander ohne Blockaden kommunizieren, sind wir wirklich offen für das Leben. Dies ist eine sehr wichtige Voraussetzung, wenn du ohne Komplikationen gebären möchtest.

Diese Einsicht ist wichtig, denn nur, wenn du deinen Geist richtig einschätzen lernst, also erkennst, dass er sich gern einmal in den Vordergrund drängt, kommst du auch an den Punkt, den Kräften deines Körpers wirklich vertrauen zu können. Diesem Urvertrauen steht der Glaubenssatz der Vorherrschaft deines Geistes gegenüber. Letztlich zeigt sich darin ein Kulturstreit, der im Grunde ein Geschlechterkampf ist.

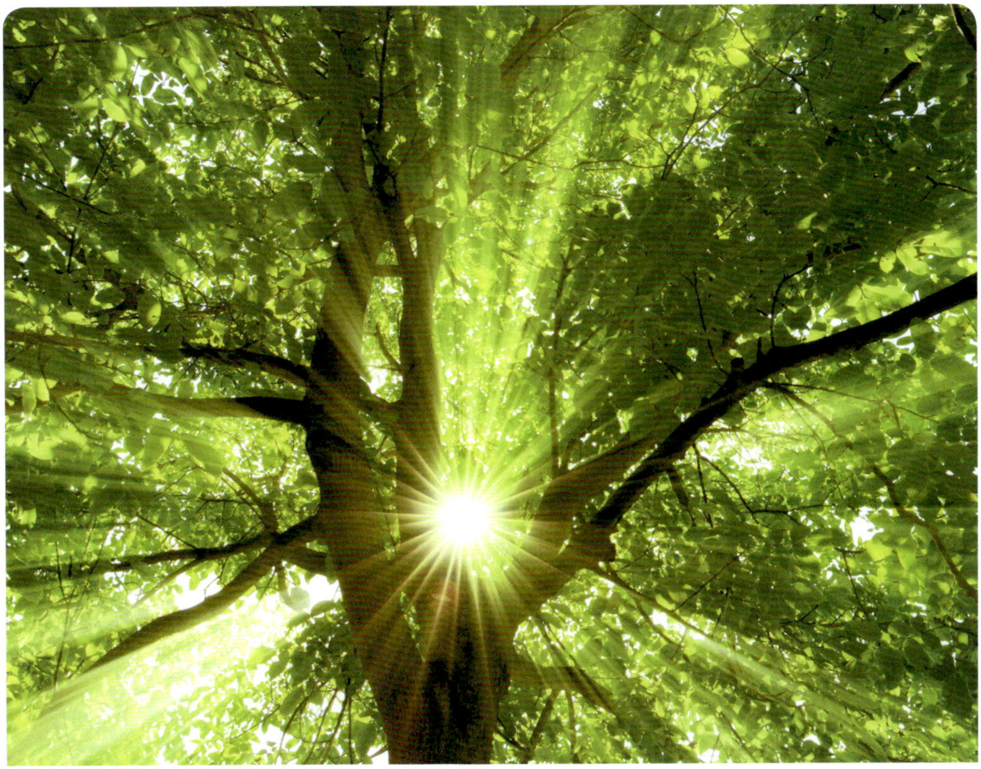

Wegweiser »Yoga in der Schwangerschaft«

Wenn du dein Körperbewusstsein als Ganzes steigern und die Harmonie von Körper, Geist und Seele stärken möchtest, dann sei dir Yoga ans Herz gelegt. Yoga ist förderlich für deine Gesundheit, beruhigt deinen Geist und trägt erheblich zur körperlichen und psychischen Entspannung bei. Ebenso lernst du, bewusst zu atmen.

Je konzentrierter du übst, je mehr Raum du dir für dich und deine Wahrnehmungen nimmst, desto mehr wirst du aus den Übungen für dich und die Geburt und für dein ganzes Leben ziehen können.

In der Schwangerschaft bedeutet tägliches Üben ganz konkret, dass du anfängst, dir jeden Tag einen Entspannungsimpuls zu geben. Idealerweise übst du immer zur gleichen Zeit. Das hat den positiven Nebeneffekt, dass auch dein Kind von diesem Rhythmus profitieren kann. Wenn du nach einem bestimmten Rhythmus lebst, also annähernd zur gleichen Zeit schläfst, aufstehst, isst, arbeitest, dich bewegst, bewusst entspannst und vieles mehr, dann gibt das deinem Kind bereits im Mutterleib Strukturen vor. Ein erstes Verständnis von Struktur wird deinem Kind helfen, auch im Leben schneller und leichter einen Schlaf-Wach-Essens-Spiel-Rhythmus zu entwickeln. Dies wird sein und dein Leben erheblich entspannen.

Als Vorbereitung auf die Geburt sei *Kundalini-Yoga* für Schwangere besonders empfohlen. Kundalini-Yoga wird auch als *Yoga des Bewusstseins* bezeichnet und ist für westlich geprägte Menschen der schnellste Weg, eine Einheit von Körper, Geist und Seele zu erfahren. Und da die Zeit bis zur Geburt durch die Monate der Schwangerschaft begrenzt ist, ist Zeit durchaus ein wesentlicher Faktor. Kundalini-Yoga, wie auch jede andere Form von Yoga in der Schwangerschaft, unterstützt das bewusste körperliche Entspannen, die bewusste Atemführung und das Sich-Öffnen für die Anbindung an eine göttliche Quelle.

In der Philosophie des Kundalini-Yoga sind die weiblichen Qualitäten entscheidend. *Yogi Bhajan* (1929–2004), der das Kundalini-Yoga im Westen bekannt machte, hat im Wissen um die Bedeutung einer bewussten Geburt für die Menschen eigene Übungsreihen für Schwangere zusammengestellt. Auf körperlicher Ebene kann diese Form des Yoga zum allgemeinen Wohlbefinden, aber auch konkret zur gezielten Geburtsvorbereitung einiges beisteuern. Der Begriff Kundalini fasst alle schöpferischen Aspekte der universellen Lebenskraft zusammen. Die Kundalini ist also bei allen Wachstums- und Transformationsprozessen aktiv und wirkt daher auch bei der Geburt als zentrale Kraft.

Diesen unbewusst mit in die Geburt zu tragen, wäre sehr sehr unklug. Denn wie willst du gebären, wenn du im Denken verharrst? Wenn deine ganze Energie im Kopf gefangen sitzt und sich so nicht in deinem Herzen und deiner Gebärmutter ausbreiten kann?

Oft halten uns unsere Ängste davon ab, an die selbst gesteckten Grenzen der vorgefassten Glaubenssätze zu gehen. Geburt ist im positiven Sinne eine Grenzerfahrung. Nutze daher die Zeit der Schwangerschaft, um innere Sicherheit in diesem Grenzbereich zu gewinnen. **Bist du bereit, an die vermeintliche körperliche Grenze zu gehen?** Wenn du einmal um deine geheimen Kraftreserven weißt und sie durch Übungen sogar selbst erfahren konntest, fällt es dir bestimmt auch bei der Geburt leichter, die Warnungen deines Geistes auszuschalten und auf die Signale deines Körpers zu hören. Du kannst sie als das einordnen, was sie sind: eine Schutzfunktion deines Geistes, damit du im Fall der Fälle über Kraftreserven verfügst, die du im Überlebensfall mobilisieren kannst. Geburt ist ein so außergewöhnlicher unvergleichbarer Moment, du kannst also getrost die Stoppsignale deines Geistes ignorieren.

Wenn du dich auf die Herausforderungen deines Geistes einlässt und du dir für seine Erforschung regelmäßig Zeit nimmst, wirst du bereits im Laufe der Schwangerschaft merken, dass du die Situationen, in die du kommst, immer weniger schwer auffassen und fast wie von Zauberhand eine Lösung erfahren wirst. Es kann gut sein, dass du in deinem Leben immer weniger kämpfen musst. Ein Leben in Leichtigkeit und Freude ist das Ergebnis, wenn Körper, Geist und Seele frei fließen, wenn die Dominanz des Geistes gebrochen ist. Wenn du nachfühlen kannst – egal ob aus Erfahrung, durch Meditation oder Gedankenkraft –, dass die drei Ebenen von Körper-Geist-Seele in dir eine Einheit bilden und dich als Ganzes formen, hast du sehr viel für dich erreicht. So kann sich dein gesteigertes Bewusstsein direkt und positiv auf den Verlauf der Geburt auswirken und dir eine Geburt in Freude ermöglichen.

Hierbei kann Yoga ganz konkret förderlich sein

- Beweglichkeit bis zum Ende der Schwangerschaft
- Aufrichtung des Körpers, um mit zusätzlichem Gewicht der Brüste und des Bauches zurechtzukommen
- Vorbeugung von Rückenschmerzen und Hohlkreuz durch spezielle Yoga-Übungen (z. B. *Katze* und *Kuh*)

Übung »Die tiefe Hocke«

Die *tiefe Hocke* ist eine der ältesten Geburtshaltungen der Welt. Es ist die ideale Position für Ausscheidungsprozesse aller Art. Die unteren Körperöffnungen werden freigelegt und von allem Druck befreit. Die Schwerkraft zieht dabei alles, was hinaus will, nach unten. Außerdem ist das eigene Körpergewicht in dieser Position kaum zu spüren.

Für westliche Menschen ist die tiefe Hocke sehr ungewohnt und bei Frauen teilweise mit Scham behaftet, da Anus und Vagina in dieser Position so präsent sind. Für die Geburt kann dir die Bewusstheit über deinen eigenen Unterleib allerdings nur förderlich sein.

Dass es sich bei der Scheu um ein kulturelles Erleben handelt, zeigt ein Blick nach Asien. In Asien ist diese Position aufgrund ihrer vielfältigen positiven Effekte auf das körperliche Wohlbefinden sehr beliebt. Es wird in dieser Position zum Beispiel oftmals gegessen, da sie den Körper kaum anstrengt. Auch die spätere Entleerung des Körpers erfolgt für viele selbstverständlich in dieser Position.

Mit dieser Yoga-Position kannst du dich gezielt auf die Geburt vorbereiten: Sie entlastet nicht nur den unteren Rücken, sie weitet das Becken- und Dammgewebe und kann auf diese Weise die Geburt erleichtern. Außerdem kann die Übung deinem Baby helfen, sich in eine optimale Geburtsposition zu begeben.

Bitte führ diese Übung nicht aus bei einer verfrühten Muttermundöffnung, vorzeitigen Wehen oder einer Beckenendlage deines Babys! Im Zweifel frag bitte deine Hebamme oder Frauenärztin, ob diese Übung für dich geeignet ist.

Um sich in dieser Position wohlzufühlen und die Vorzüge auch bei der Geburt erleben zu können, muss die Position in der Schwangerschaft regelmäßig geübt werden. Sie ist anfangs sehr ungewöhnlich, da sie für uns keine alltägliche Position darstellt. Der Körper kann sich jedoch sehr schnell darauf einstellen.

Sandra Beck: *Yoga in der Schwangerschaft*. Mankau Verlag, Murnau 2013
Ulrike Reiche: *Kundalini Yoga*. O.W. Barth Verlag, München 2012
www.3ho.de

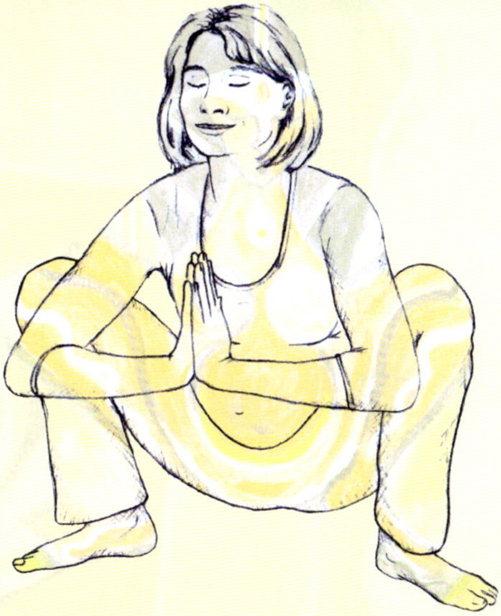

Stell dich aufrecht in eine leichte Grätsche. Die Zehen sind leicht nach außen gedreht. Lass deinen Atem kommen und gehen, wie er möchte.

Beuge nun langsam die Knie und senke das Gesäß Richtung Boden, bis die Waden die Rückseite der Oberschenkel berühren. Die Fußsohlen bleiben dabei flach auf dem Boden. Halte deinen Rücken so aufrecht wie möglich und lass die Schulterblätter entspannt nach hinten und unten fallen. Hebe das Brustbein und blicke geradeaus nach vorn. Leg die Handflächen vor der Brust aufeinander und drücke die Knie sanft mit den Ellbogen nach außen.

Schließ nun die Augen. Nimm wahr, wie fest deine Füße auf dem Boden verwurzelt sind, und genieße das starke Gefühl der Erdung, das dadurch entsteht. Spür in dein Becken hinein, zu deinem Baby, und schicke tiefe Atemzüge dorthin. Lass dein Becken weiter und offener werden, indem du den Ausatem gedanklich direkt durch deinen Beckenboden schickst.

Kehre wieder zur normalen Atmung zurück, setze die Hände hinter dir auf, und lass das Gesäß auf den Boden sinken. Streck die Beine nach vorn aus und spür mit geschlossenen Augen nach.

Wenn du die Fersen in dieser Position nicht auf den Boden bringen kannst, leg eine zusammengerollte Decke oder ein Kissen darunter. Nur wenn die Fußsohlen vollständig abgestützt sind, wirst du im Becken loslassen können. Und dieses Loslassen ist für die Geburt deines Babys unerlässlich!

Aus: Sandra Beck: *Yoga in der Schwangerschaft.* Übungskarte 27

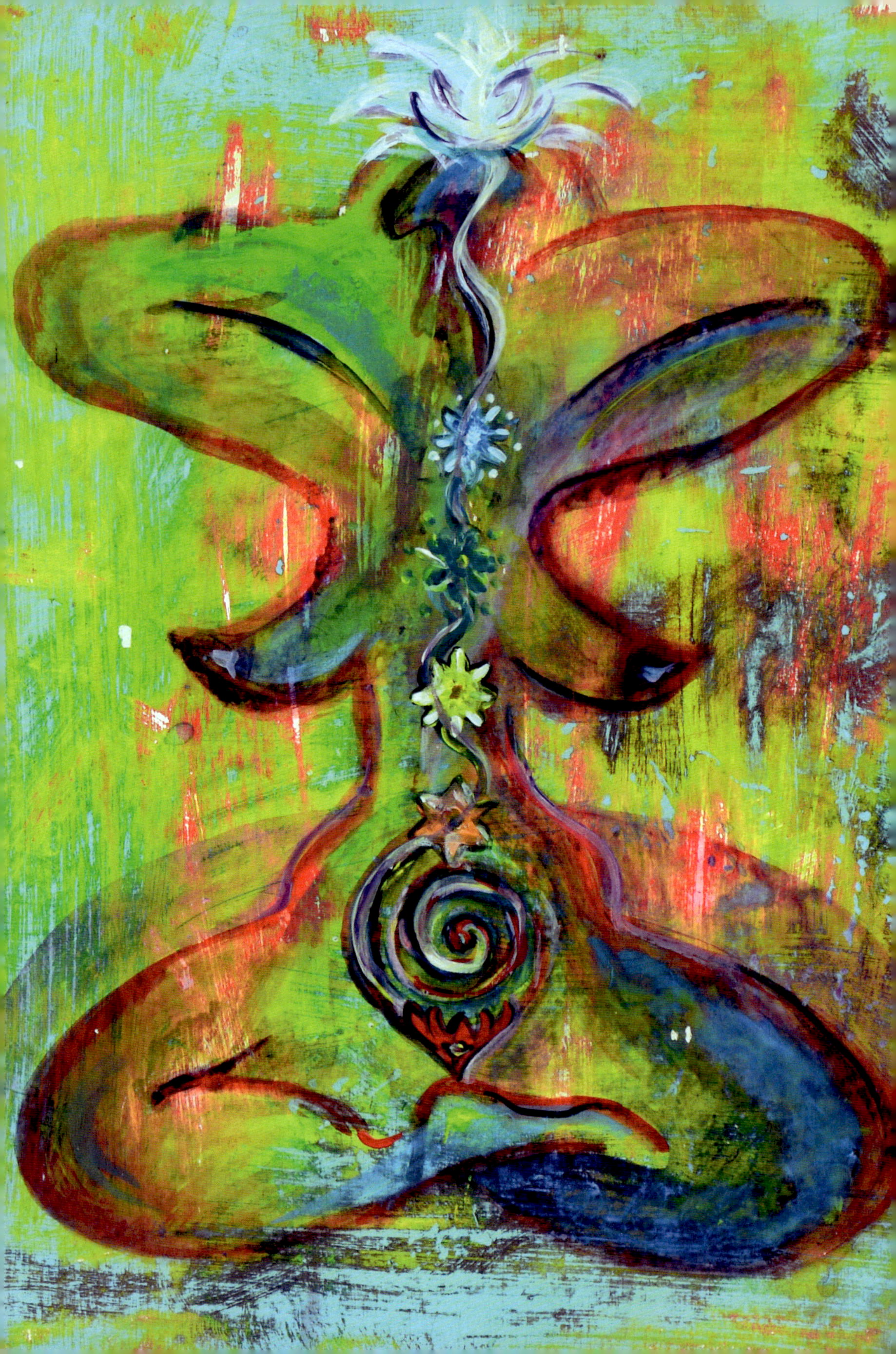

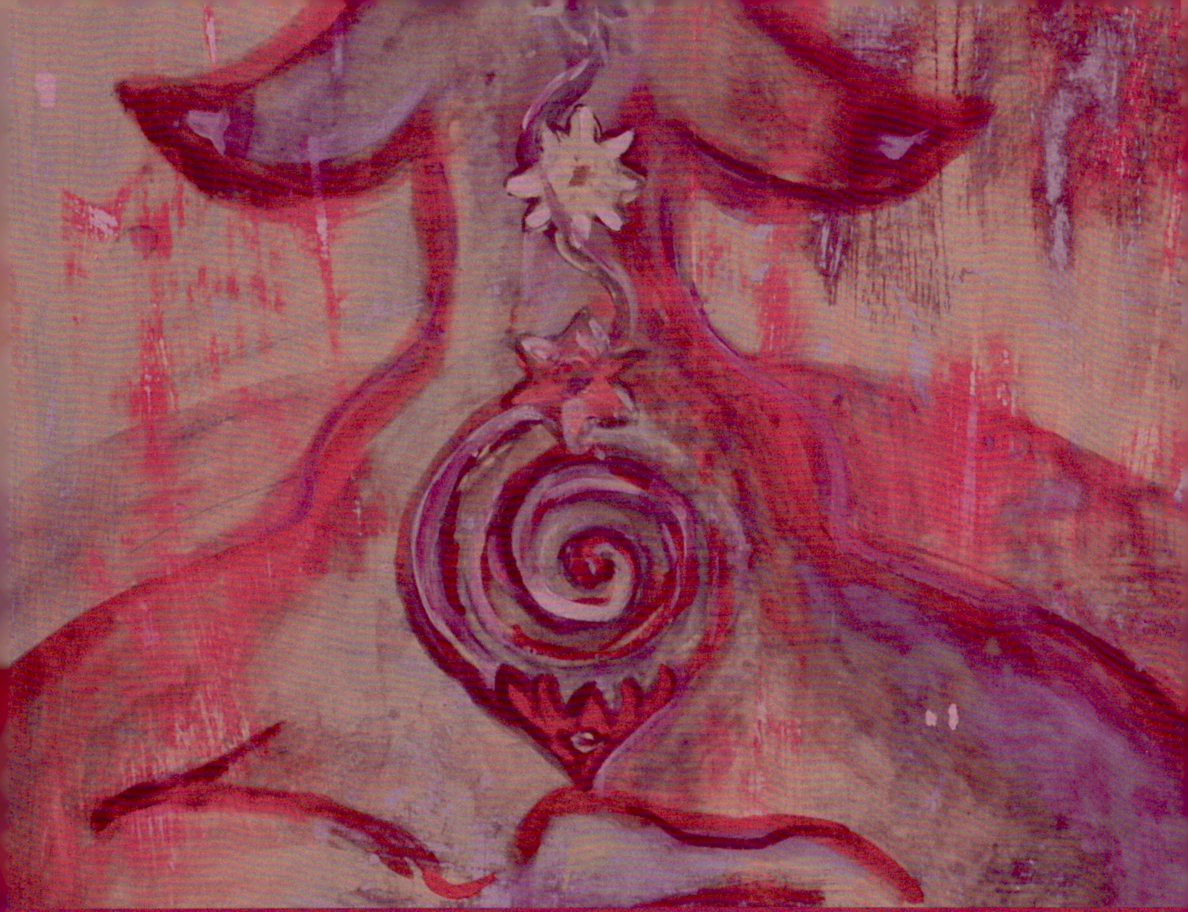

Kundalini

Die indisch-vedische Göttin *Kundalini* und damit auch die Urkraft des Universums schlummert in jedem Menschen im heiligen Knochen am unteren Ende der Wirbelsäule. Dort wartet sie darauf, erweckt zu werden, um sich als kosmische Energie durch die Energiezentren (Chakren) die Wirbelsäule entlang zu schlängeln. Die Kundalinikraft ist vergleichbar mit einem *inneren Feuer* mit ungeheurem Potenzial. Die große Göttin Kundalini, die uranfängliche Energie des Selbst, schläft nicht von ungefähr in der Sexualregion des Körpers. Sie gilt als die subtilste, heiligste und mächtigste Kraft des Universums. Sexualität als heilige Handlung der Großen Göttin erweckt auch dieselbe in uns.

Bewusste Schwangerschaft

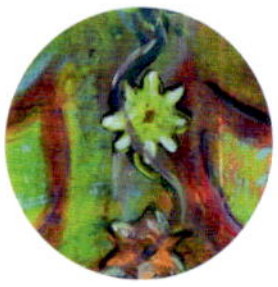

Innenschau

Der Fokus für eine freudige Geburt liegt bereits auf einer bewussten Schwangerschaft. Begreife Geburt nicht als losgelösten Moment, sondern als Moment des Übergangs. Es ist der Höhepunkt und Abschluss deiner Schwangerschaft und gleichzeitig der Beginn eines neuen Lebens – auch für dich als Mutter. Deine Erfahrungen, Gedanken und Gefühle, die du während der Zeit der Schwangerschaft machst, werden den Verlauf der Geburt ebenso beeinflussen wie die Geburtserfahrung wiederum dein späteres Leben und vor allem das Leben deines Kindes prägen wird. Wenn du diesen Zusammenhang einmal verinnerlicht hast, erwächst daraus dein Wille zur bewussten Neu-Ausrichtung. Du willst dich dann nicht mehr von unbewussten Angst- und Zerrbildern aus frauenverachtenden Zeiten begrenzen lassen, sondern starke, dir und deinem Kind förderliche Bilder entwickeln.

Nutze die Zeit der Schwangerschaft und richte deinen Blick immer mehr nach innen, zu dir und deinem Kind. Lerne dich so gut wie möglich kennen. Werde mit deinen Ängsten und verdrängten Gefühlen vertraut. Sei dir selbst deine beste Freundin! Freue dich über alles Schöne und Gute, das du siehst. Verschließe die Augen aber auch nicht vor unschönen Dingen. Schau hin, aber mach es dir nicht zu eigen. Deine Seele bewertet nicht, sie nimmt nur wahr. Nach und nach wird dir dein Inneres immer bewusster, ein vertrauter Ort, an dem du während der Geburt Halt finden wirst. Lerne, deinem Körper zu vertrauen, und festige dein Vertrauen in die Schöpfungskraft, eine Energie, die dein Kind sicher aus deinem Körper nach draußen bringen wird.

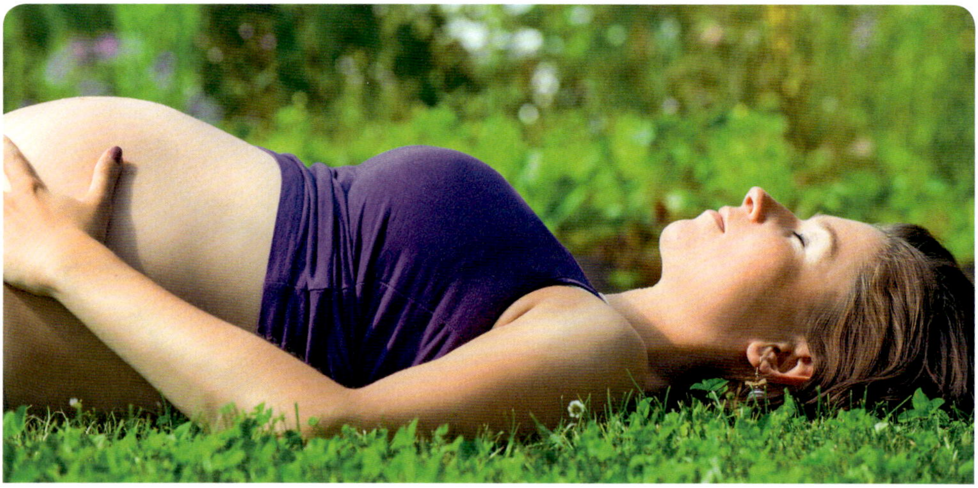

Selbstverantwortung

Diese Sätze mit Leben zu füllen, das ist die Kunst der bewussten Geburtsvorbereitung. Die Umsetzung und Verankerung dieses Bewusstseins in deinem Leben, ist dein kreativer und selbstverantwortlicher Beitrag. Dies ist der Weg, auf dem sich deine Kraft entfalten kann, sodass du beschützt durch die Geburtsreise ziehen kannst. Eine bewusste Schwangerschaft ist also eine Zeit, in der du maßgeblich dein Selbst-Bewusstsein entwickelst.

Es ist eine besondere Zeit der Besinnung auf dich selbst. Je bewusster du bereits in der Schwangerschaft lernst, auf deine innere Stimme zu hören, desto leichter wirst du die Empfindungen deines Körpers während der Geburt deuten können. Der Weg zu deinem Kind führt dich auf den Weg zu dir selbst, zu deinem innersten Kern. Dies ist der Weg, der vor dir liegt und dich selbst-bewusst durch die Geburt führen wird. Selbst-bewusst, im Denken, Fühlen und Handeln klar zu sein, widerspricht ausdrücklich nicht, sich vor Unterstützung von außen zu verschließen. Im Gegenteil: Wenn du dich auf deine Geburtsbegleiter verlassen kannst, findest du schneller den Weg nach innen. *Im Flow* zu gebären bedeutet, sich seiner Selbstverantwortung bewusst zu sein und die eigenen Wahrnehmungen und Bedürfnisse mitzuteilen, und dennoch dankbar Hilfe annehmen zu können.

Ganz egal, ob es sich um eine Spontangeburt handelt oder um eine medizinisch unterstützte Geburt, als Frau kommst du bei der Geburt nie um die Selbstverantwortung herum. Jede Entscheidung wird Auswirkungen haben. Entscheidest du dich im Vorfeld für eine natürliche Geburt, drückst du dadurch deinen Willen aus. Ein klares *Ja* hilft, sich der Verantwortung zu stellen. Die meisten Frauen wünschen sich eine natürliche Geburt. Diesen Entscheidungsprozess gilt es in der Schwangerschaft bewusst von dir zu gestalten. Damit du dich für eine selbstbestimmte Geburt entscheiden kannst, brauchst du den Mut, die Illusion der absoluten Sicherheit im Leben hinter dir zu lassen. Aus dieser Enttäuschung kannst du dann Vertrauen in deine körperlichen Fähigkeiten und dein Schicksal entwickeln.

Selbstverantwortung ist eine ebenso große Herausforderung wie eine Bereicherung für dein Leben. Im Alltag sind wir gewöhnlich bestrebt, alles unter Kontrolle zu halten und zu optimieren. Aus Mangel an Vertrauen wird damit Leben oft verhindert. Geburt kann unter dieser Prämisse nicht glücken. Die enge Verbundenheit mit der Lebenskraft offenbart sich in dem Moment, in dem du bereit bist, für dich und deine eigene Geburtsreise einzustehen. Sie allein bringt die Freiheit, die uns erlaubt, loszulassen und in voller Selbstbestimmtheit der inneren Weisheit zu trauen.

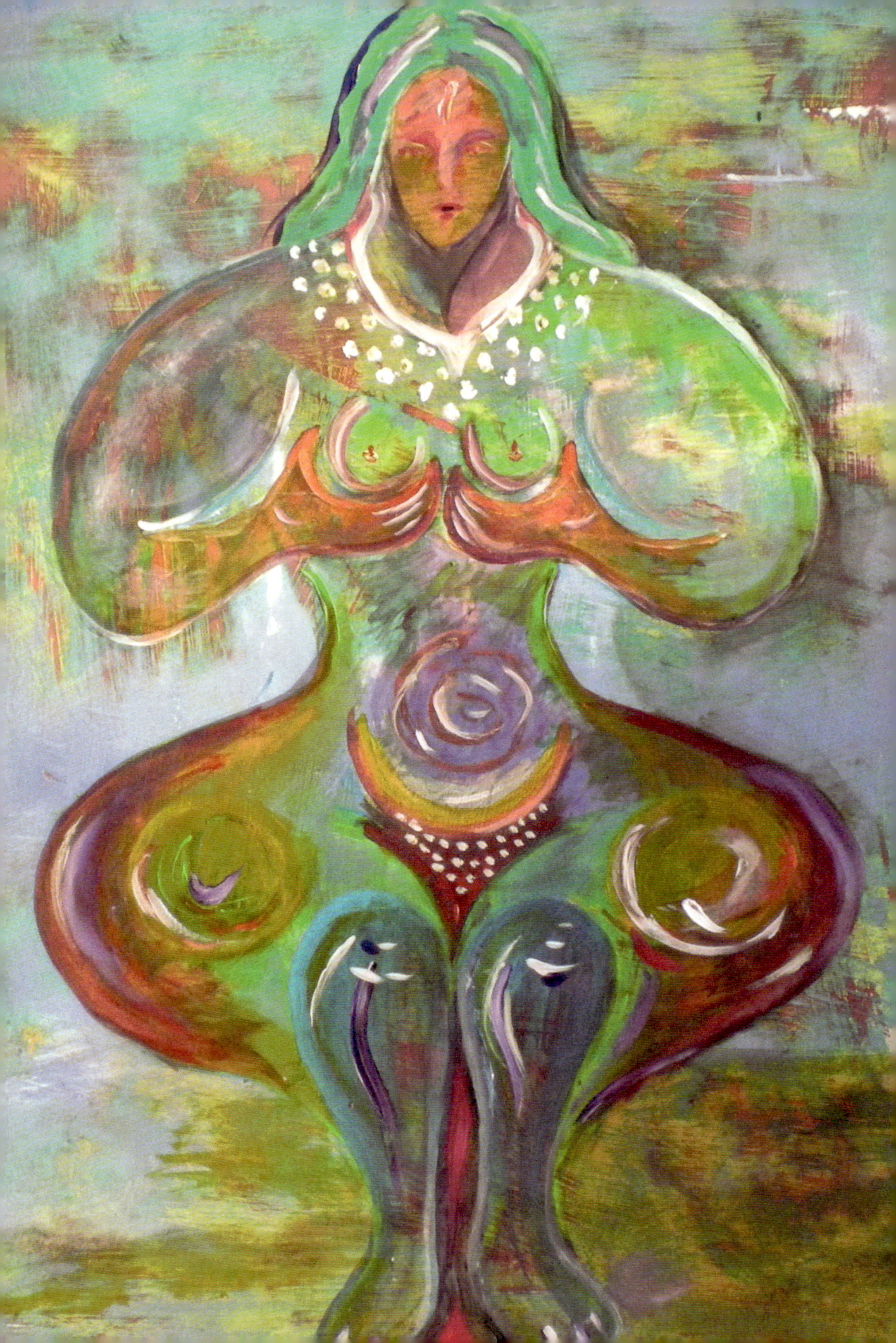

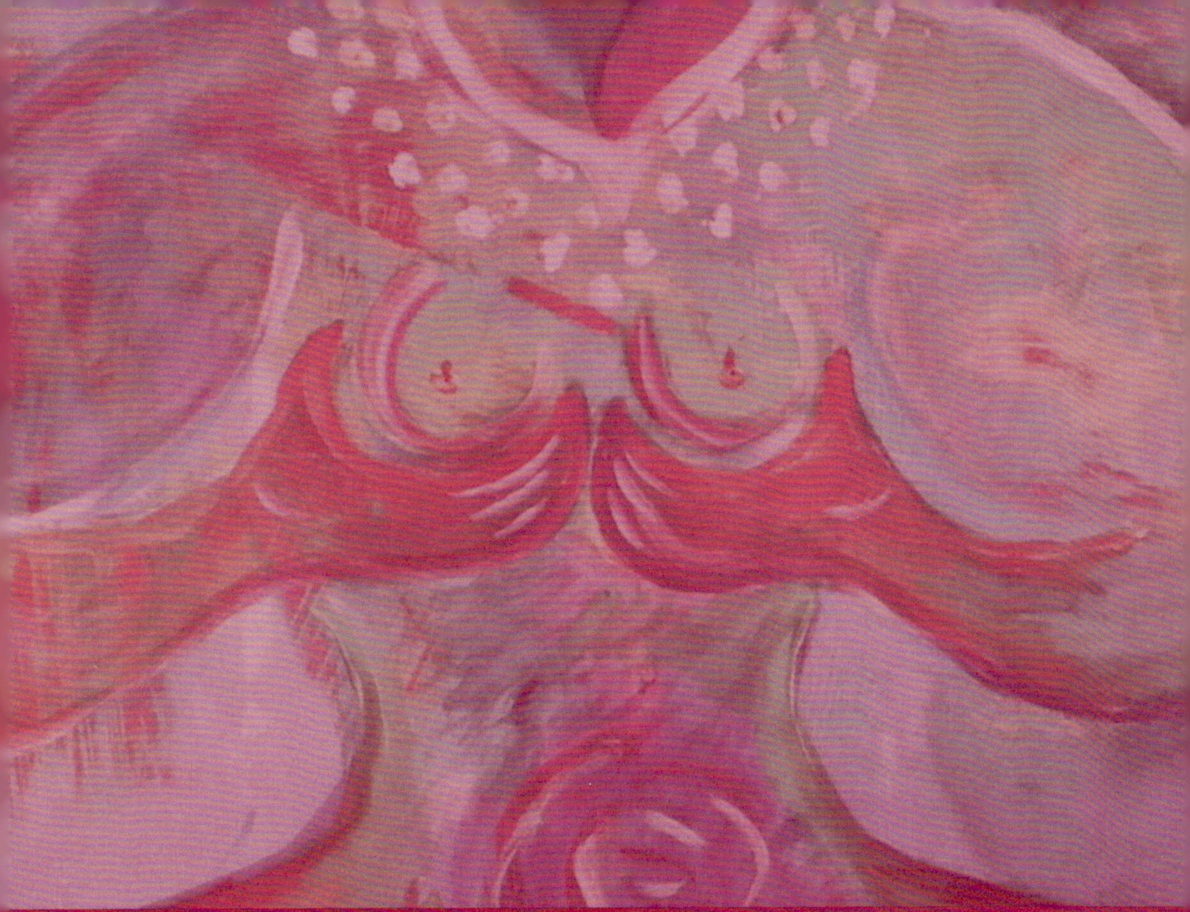

Ischtar

Ischtar ist eine sehr alte sumerische Muttergöttin.
Eine Göttin der Liebesfreuden und der Sexualität, die ja sowohl dafür da ist, dass uns das Leben freut, wie auch dafür, dass neues Leben entsteht. Ischtar wird oft dargestellt, wie sie ihre schweren Brüste in den Händen hält, stützt bzw. darbietet. Das wirkt vielleicht auf den ersten Blick erotisch – als Geste sexueller Aufforderung. Das ist auch nicht falsch, denn in matriarchalen Kulturen galt Sexualität als heilig, weil dadurch Leben entsteht. Aber es ist vor allem als Symbol einer nährenden Göttin zu verstehen – eine Geste, die auf die eigentliche Funktion der Brüste hinweist, nämlich Milch zu spenden. Denn das, was sie aus sich hervorbringt, das nährt und schützt sie auch.

Selbst-Bewusstsein

Der Mut zur selbst-bewussten Entscheidung entsteht aus einem Prozess der zunehmenden Selbsterkenntnis.

Die Monate der Schwangerschaft sind eine sehr gute Zeit, dich ausgiebig mit dir selbst zu beschäftigen. Neben Liebe und Wärme können sich in diesem Prozess auch weniger schöne Gefühle zeigen. Das ist nichts Außergewöhnliches und kein Grund für Schuldgefühle oder Selbstvorwürfe. Hebammen bestätigen, dass die vielfältigen Veränderungen im Körper und im Leben der Schwangeren oft bereits während der Schwangerschaft verdrängte Probleme, alte Muster und Blockaden – seien dies Ängste, Traumata oder seelische Verletzungen – aufbrechen und spätestens während der Geburt an die Oberfläche spülen. Wie später im Verlauf der Geburt, ist es also schon während der Schwangerschaft wichtig, alle Emotionen zuzulassen, das heißt sie wahrzunehmen, ohne sie zu bewerten, und sie, wenn nötig, in Liebe aufzulösen.

✳✳✳✳✳✳

Selbst-bewusstsein entwickeln heißt, sich mit allen Stärken und Schwächen selbst annehmen zu können. **Kennst du deine Stärken und Schwächen? Was trägst du in dir verborgen? Gibt es etwas, das du am liebsten vor dir selbst verstecken würdest?** Drück diese Fragen nicht weg, sondern gib ihnen Raum in der Schwangerschaft. Diese Innenschau ist ein genauso intimer Vorgang wie die Geburt und erfordert ebenso großes Vertrauen. Wenn du dich auf diesen Weg begibst, wirst du Selbstvertrauen als tragende Säule entdecken. Das ist die beste Vorbereitung auf die Anforderungen der Geburt.

Es gibt neben der klassischen Geburtsvorbereitung eine Vielzahl von Kursangeboten, die dir in der Schwangerschaft zur Verfügung stehen, um dich mit dir zu beschäftigen und dich besser kennenzulernen. Wenn du das Gefühl hast, du stocherst im Nebel und weißt einfach nicht, was für dich gut wäre oder wo du sinnvollerweise bei dir mit der Selbstbetrachtung ansetzen sollst, dann sei dir auch die Möglichkeit einer ganzheitlichen, energetischen Beratung ans Herz gelegt. Sie kann dir schnell und effektiv helfen, die für dich relevanten Fragestellungen für deine innere Entwicklung zu finden.

Vertraue darauf: Es gibt kein Problem, für das es keine Lösung gibt. Lerne, dich zu öffnen, Hilfe anzunehmen und darauf zu vertrauen, dass sich die Dinge für dich und dein Kind gut entwickeln werden. Voraussetzung dafür ist, dass du nach innen schaust, also die Auseinandersetzung mit dir selbst suchst. Wenn du Hilfe und Unterstützung annehmen kannst, so zeigt das deine Bereitschaft, dich zu öffnen.

FlowBirthing will dich auf diesem Weg unterstützen und hat sich zum Ziel gesetzt, ein Netzwerk aufzubauen, in dem schwangere Frauen ohne großen Zeitaufwand das für sie passende Angebot finden können, das sie individuell auf ihrem Weg der bewussten Schwangerschaft und Geburt unterstützt. Denn es gibt nicht nur *den einen* richtigen Weg der Geburtsvorbereitung, sondern nur den einen *für dich geeigneten* Weg. Diesen zu erkennen, das ist deine spannende Aufgabe während der Schwangerschaft.

Wegweiser »FlowBirthing-Portal«

Hast du bereits eine Idee, wie deine bewusste Geburtsvorbereitung aussehen könnte? Das Buch liefert dir erste Impulse und weiterführende Anregungen. Wenn du die Dinge konkret angehen möchtest, dann such dir jeweils professionelle Beratungen oder Kursanbieter. Das *FlowBirthing*-Portal hilft dir, diese schnell und unkompliziert in deiner Nähe zu finden. Es ist dir ein Wegweiser, sodass du dich ohne Stress und ohne Umschweife auf deine individuelle Geburtsreise begeben kannst und Zeit für die wirklich wichtigen Dinge hast: für dich und dein Baby.

Es ist eine Plattform, auf der du dich mit anderen Frauen, die sich aufgemacht haben, eine freudige Geburt zu erleben, austauschen und gegenseitig bestärken kannst. Du findest weitere Anregungen und kannst dich interaktiv beteiligen. Das Teilen positiver Geburtserfahrungen ist gelebte Solidarität unter Frauen. Mach mit!

Außerdem ist es eine Plattform, auf der sich professionelle Anbieter vorstellen, damit du dein passendes Angebot aus deiner Region leicht finden kannst. Ziel ist es, alle Akteure im Geburtswesen, die sich für das Wohl von Schwangeren einsetzen und sich in den Leitmotiven von *FlowBirthing* wiederfinden, zu vernetzen und auf einer Internetseite zusammenzuführen. Berührungsängste sollen bewusst abgebaut und das ganze Spektrum an Angeboten und Methoden sichtbar werden. Die *eine* Erfolg versprechende Methode gibt es ja nicht, sondern nur die zur schwangeren Frau individuell passende.

Mit der Vision einer Geburt in Freude ergeben sich neue Handlungsspielräume, sodass Frauen auf dem Weg zu einer selbstbestimmten Geburt vermehrt Unterstützung erfahren können.

Das *FlowBirthing*-Portal: www.flowbirthing.de

Selbstfürsorge

Welchen Weg du auch wählen wirst, lass dich leiten von der Vorstellung, deine Schwangerschaft als bereichernde Zeit für dich zu gestalten. Stell dich und deine Bedürfnisse in den Mittelpunkt aller Überlegungen. Mach dir keine Sorgen: Alles, was dir guttut, wirkt sich auch positiv auf dein Kind aus. Es ist der Weg zu dir, der zum Leben deines Kindes führt. Mach dir bewusst, dass du dir noch so viel Wissen anlesen und Methoden erlernen kannst, solange die Anbindung an deine innere Erfahrungswelt fehlt, läuft jede Bemühung Gefahr, zu verpuffen. Lerne dich besser kennen, so lernst du, dir zu vertrauen. Geh in dich und frag dich, wo du momentan stehst und wo du hinmöchtest. *FlowBirthing* will dir Mut machen, dich offen und ohne Wertung mit dir zu beschäftigen und herauszufinden, welche Weichenstellungen du bereits während der Schwangerschaft vornehmen kannst, damit eine Geburt in Freude möglich ist.

In den neun Monaten der Schwangerschaft reift dein Baby heran, und du reifst zur Mutter. Es ist die Zeit, in der du lernst, die Veränderungen in deinem Körper immer bewusster und feiner wahrzunehmen. Ein gesunder Körper und ein gesundes Kind im Mutterleib sind die zwei Eckpfeiler einer natürlichen und freudigen Geburt. Achte während der Schwangerschaft daher sehr auf deinen Körper. Nichts ist jetzt wichtiger für dich als dein körperliches Wohlbefinden. Achte auf jede Regung in deinem Körper, ohne zu übertreiben oder bestimmte Empfindungen unter den Tisch fallen zu lassen. Nimm einfach alles wahr, und entwickle ein gutes Körpergefühl. Werde zunehmend selbst-bewusst!

Eine Schwangerschaft ist bereits ein Geschenk. Geh achtsam mit dieser besonderen Zeit in deinem Leben um. *Ein bisschen schwanger* gibt es nicht! Es ist schlicht nicht möglich, nur den Körper schwanger sein zu lassen und sich geistig und seelisch davon zu distanzieren. Nutze die Zeit, um bewusster zu leben, um Körper, Geist und Seele in Harmonie zu bringen. Wenn es dir gelingt, dass weder Arbeit noch Verabredungen noch Umzug noch Dinge, die dringend erledigt werden müssen, Vorrang vor deiner inneren Entwicklung und deinem Kind haben, dann hast du erkannt, in welch herausragender Phase deines Lebens du dich gerade befindest. Nicht erst die Geburt deines Kindes wird dein Leben verändern, die Veränderung hat bereits begonnen. Die tief greifenden Entwicklungen brauchen Raum und Ruhe und deine ganze Aufmerksamkeit. Nutze die Zeit der Transformation und zelebriere die Schwangerschaft als Zeit, in der du dich und das Leben feiern und so in deine Kraft finden kannst.

Eine gesunde Ernährung, ausreichend Bewegung und alles, was deinem Körper guttut, werden dir dabei helfen. Du kannst deinen Körper auch unterstützen, fit und kraftvoll zu bleiben, indem du dich viel bewegst, am besten an der frischen Luft. Verabschiede dich während der Schwangerschaft aber bitte von Leistungsgedanken. Führe alle körperlichen Aktivitäten mit dem Ziel aus, dich fit und beweglich zu halten. So hast du für die Geburt nicht nur genügend körperliche Kraftressourcen, sondern kannst damit auch mögliche Schwangerschaftsbeschwerden gering halten.

Achte auf dich, während du Sport treibst. Dein Körper wird dir signalisieren, wenn ihm eine Übung nicht bekommt oder wenn du über die momentane Leistungsgrenze gekommen bist. Sei nicht unzufrieden, wenn du einmal nicht in Hochform bist, sondern sei dankbar, dass dir dein Körper die Grenzen zum Schutz deines Kindes aufzeigt. Um dich gesund und körperlich fit zu halten, sind tägliche Spaziergänge an der frischen Luft, am besten in der Natur, die beste Vorsorge. Sei dir bewusst, dass du mit jedem Schritt gleichzeitig auch deinem Kind etwas Gutes tust: Deine Bewegungen bewegen auch dein Kind und fördern seine Entwicklung bereits im Mutterleib. Durch deine Bewegungen wird seine Haut gestreichelt und dadurch sein Nervensystem stimuliert. Außerdem hilft Bewegung deinem Kind, seine Körperbewusstheit auszubilden, was wiederum Vorteile für seine Lern- und Aufnahmefähigkeit bringt. Wenn du dich körperlich wohlfühlst, spricht natürlich auch nichts gegen größere körperliche Aktivitäten.

Wegweiser »Bewegung im Wasser«

Mit Schwimmen und/oder Wassergymnastik schlägst du gleich mehrere Fliegen mit einer Klappe. Zum einen ist Schwimmen als Ausdauersport bestens geeignet, um dir die notwendige Kondition für die Geburt anzutrainieren. Dabei werden fast alle Muskeln beansprucht, was gut für deine Haltung und dein Körpergefühl ist.

Im Wasser fühlst du dich schwerelos. Dies ist vor allem für deinen Rücken eine angenehme Entspannung. Außerdem sind die Bewegungen im Wasser auch mit höherem Gewicht noch leicht auszuführen und schonend für den Körper. Dies ist ein Pluspunkt für Wassergymnastik, gerade wenn du in der Schwangerschaft etwas mehr zugenommen haben solltest. Auch wenn du nicht gern schwimmst: Kontakt mit Wasser in jeglicher Form wird dir guttun. Die Nähe zum Wasser ist die perfekte Vorbereitung auf die Geburt.

Umgang mit Ängsten

Tägliche Bewegung an der frischen Luft ist oft auch eine gute Möglichkeit, quälende Gedanken loszuwerden. Doch was, wenn du merkst, dass deine Ängste immer wieder auftauchen? Du spürst intuitiv, dass die gängige Methode des Verdrängens und Überspielens diesmal keine gute Idee ist? Das stimmt. Denn bei der Geburt helfen diese beiden Strategien der Angstbewältigung nur begrenzt weiter. Im Gegenteil, wenn du Ängste bis zum Zeitpunkt der Geburt verdrängst, können sie während der Geburt erst recht gewaltig ausbrechen und den Geburtsverlauf so lang blockieren, bis du dich zwangsweise damit auseinandersetzen musst. Das ganze Prozedere ist dann unter Umständen mit erheblichen Schmerzen verbunden. Der vernünftigere Weg ist, dich deinen Ängsten bereits im Vorfeld zu stellen. Doch wie geht das?

Wer hat sich je bewusst mit seinen Ängsten auseinandergesetzt? Der Schlüssel liegt auch hier im Vertrauen:

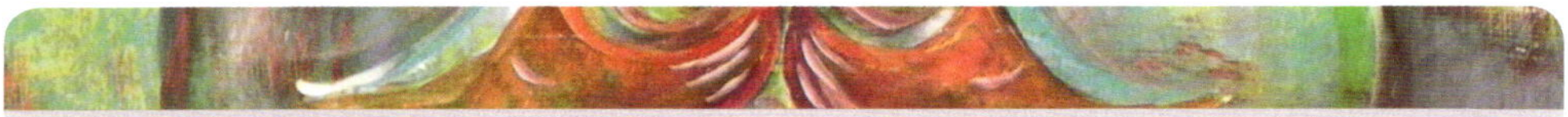

Wegweiser »Ängste ziehen lassen«

Nutze die Monate der Schwangerschaft, um die Ängste zu zerstreuen!

Sei dir bewusst, dass jeder Angst eine Annahme über die Wirklichkeit zugrunde liegt, die du im Vorfeld aktiv verändern und nach deinen Wünschen umgestalten kannst. Angst bezieht sich immer auf ein mögliches Ereignis in der Zukunft. In dem Moment, in dem du agierst, statt über die Ängste zu grübeln, werden sie unwirksam. Gelingt es dir, den Moment zu leben und deinen Geist auf das, was ist, zu fokussieren, ist das Stadium der Angst überwunden. Genau diesen Mechanismus machen sich Entspannungstechniken zunutze. Entspannung kann körperlich ansetzen und geistig oder seelisch wirken oder auch umgekehrt. Wenn du dich also bewusst entspannst, hat Angst keine Möglichkeit mehr, anzudocken. Wenn eine Frau den Schleier der Angst und der Unsicherheit hebt, findet sie in sich eine unerschöpfliche Quelle an Weisheit und Kraft, dank derer sie den Unvorhersehbarkeiten der Abenteuerreise Geburt mit einem Lächeln und erhobenen Hauptes entgegentreten kann.

Die Fähigkeit zur tiefen Entspannung hilft dir, Ängste zu überwinden; sie ist von enormer Bedeutung für eine leichte Geburt in Freude. Entspannung ist dabei mehr als eine Technik, sie ist vielmehr regelrecht eine Kunst. Im Übrigen kann auch Hypnose ein Mittel der Wahl zur Überwindung tief sitzender Ängste und zur Vorbereitung auf die Geburt sein.

Vertraue darauf, dass sich deine Ängste in dem Moment auflösen, indem du bewusst damit umgehst. Bei Kindern, die Angst in der Dunkelheit haben, funktioniert diese Herangehensweise perfekt. Angst vor dem Monster unter dem Bett kann sich als wahre Kraftquelle und Schub für das kindliche Selbstvertrauen entpuppen, wenn sich das Kind traut, dem »Monster« ins »Gesicht« zu schauen. Ein diffuses: »Was soll da schon sein?« oder: »Stell dich nicht so an!« hingegen öffnen Tür und Tor für die gruseligsten Angstfantasien. Die Ängste von Kindern müssen ernst genommen werden, damit sie weiterziehen können. Und so ist es auch mit den real erlebten Ängsten vor der Geburt.

Es ist völlig normal, Ängste zu haben. Entscheidend sind der Umgang mit ihnen und der eigene Blickwinkel. Geburt ist immerhin ein sehr emotionales Ereignis und für die meisten Frauen auch eine neue, unbekannte Situation und Herausforderung. Angst vor neuen Situationen schützt uns im Normalfall vor bösen Überraschungen. Aber Geburt ist alles andere als ein Normalfall. Es ist der Tag, an dem alles beginnt. Es wird einer der eindrücklichsten Tage in deinem Leben. Steh dir mit deinen Ängsten nicht selbst im Weg!

Doch warum hängen wir so an unseren Ängsten? Ängste halten unser Denken im Griff und fesseln unsere Seele. Streif die Fesseln ab! Sie hindern dich, frei zu denken und zu fühlen. Viele Ängste in Bezug auf die Geburt haben wir einfach nur übernommen. Es sind gar nicht deine individuellen Ängste, sondern konditionierte Ängste. Erinnere dich daran, dass wir, was Geburt betrifft, viele Zerrbilder der Wirklichkeit in unseren Köpfen haben. Wenn du dir einige Ängste in Bezug auf die Geburt ansiehst, dann lassen sich einige vorgefertigte Bilder darin erkennen:

- Angst, die Kontrolle zu verlieren
- Angst, die Schmerzen nicht ertragen zu können
- Angst, sich ohnmächtig zu fühlen
- Angst, dass der Körper für die Geburt nicht die richtigen Voraussetzungen hat
- Angst, eine *Gebärmaschine* zu sein
- Angst, die Vagina könnte überdehnt und für genussvollen Sex ruiniert werden
- Angst, den Partner als störend zu empfinden
- Angst, dem Kind könnte etwas passieren
- Angst, verletzt zu werden oder zu sterben
- Angst, das Kind nicht lieben zu können
- Angst, das Kind nicht aus dem Bauch hergeben zu wollen

Für jede dieser Ängste gibt es rationale Argumente, die dagegenstehen. Sicherlich fallen dir spontan einige dazu ein. Trau dich, und sprich ausführlich mit deiner Hebamme oder Doula über deine Ängste.

Jede Angst hat ihre Berechtigung, da sie von dir individuell so empfunden wird. Wenn du bewusst mit deinen Ängsten umgehen möchtest, dann bedeutet das, dass du sie dir zuallererst einmal eingestehen musst, um sie dann ohne Scham zu benennen.

Such dir eine Person deines Vertrauens und löse die Ängste liebevoll durch Gespräche auf, in denen ihr den für dich passenden Weg findet. Das Angebot ist groß: Meditationen, Yoga, Mantras, Affirmationen, kreativ sein, Singen.

Entspannung: Loslass-Übung »Wellenspülen«

Diese Visualisierungs- bzw. Entspannungsübung kannst du in der Schwangerschaft als Einstimmung auf die Wellen anwenden und dabei gegebenenfalls Ängste in Bezug auf die Geburt loslassen. Du kannst das Wellenspülen aber auch während der Geburt mit echten Geburtswellen durchführen, wenn sich trotz guter Vorbereitung Ängste in deine Gedanken einschleichen und diese den Geburtsverlauf zu blockieren drohen. Hab dafür Verständnis. Es gibt immer etwas, das wir uns im Vorfeld nicht vorstellen und damit auch vorab nicht bearbeiten können. Das ist vollkommen in Ordnung. Wichtig ist, dass du weißt, wie du damit umgehen kannst, damit es dich nicht aus der Ruhe bringt. Mach dir also auch in diesem Fall keinen Druck, sondern geh liebevoll mit dir um. Liebevoll mit dir umgehen heißt: Lächle, entspanne und geh in einen bewussten, ruhigen Atem.

Nancy Bardacke: *Der achtsame Weg durch Schwangerschaft und Geburt.* Arbor Verlag, Freiburg 2013

Stell dir vor, du liegst relaxed am Strand. Du hörst das Meer rauschen, der Wind umspielt deinen Körper, die Sonne erwärmt dein Gesicht. Das Meer kommt mit jedem Wellengang weiter heraus und berührt schon deine Füße. Du bist offen, die Welle durch dich hindurchfließen zu lassen. Wenn du einatmest, lass das Wasser durch dich hindurchströmen, von den Fersen auf der Hinterseite der Beine über Knöchel und Knie zur Hüfte, von da nach oben an deiner Wirbelsäule entlang, durch die Halswirbelsäule bis in deinen Kopf. An deinem Scheitelpunkt angekommen, atmest du wieder aus und lässt das Wasser in dir alle Gedanken mitnehmen, die gerade da sind und spülst alles über deine Stirn, deinen Hals, an deinem Herz und Nabel vorbei in dein Becken und von da aus in deine Beine, Knie, Knöchel und Zehen. Wiederhole diese Atmung so lang, bis du dich von allen beängstigenden Gedanken gereinigt fühlst. Lächle innerlich und schließ die Visualisierung ab, indem du dich viermal für die Kraft des Wellenspülens bedankst.

Mutter-Kind-Verbindung

Frei von Ängsten und selbst-bewusst kannst du dich auf das Wesentliche konzentrieren. Was ist das Wesentliche in der Schwangerschaft? Es ist die innige Verbindung von Mutter und Kind. Aus einem Körper werden durch die Geburt zwei, und beide sind maßgeblich am Geburtsprozess beteiligt. Das Kind ist im Grunde noch aktiver als die Mutter. Je inniger ihr beide bereits in der Schwangerschaft zusammengewachsen seid, desto leichter wird es dir auch während der Geburt fallen, Kontakt zu halten. Für eine unkomplizierte Geburt – vor allem auch für dein Kind – ist dieser enge Zusammenhalt sehr wichtig.

Die körperliche Verbindung zwischen dir und deinem Kind besteht seit dem 13. Tag nach der Befruchtung. Seither seid ihr über die Nabelschnur miteinander verbunden. In den verbleibenden 20 mal 13 Tagen ist es dein Bemühen, auch die emotionale Verbindung bewusst wachsen zu lassen, so wie auch das Kind Tag für Tag im Mutterleib wächst. Spätestens, wenn du das erste Mal seine Bewegungen spürst, wird sich der Kontakt ganz natürlich intensivieren. Du wirst staunen: Bereits im Mutterleib entwickeln Kinder ihren eigenen Rhythmus und zeigen erste Anzeichen einer eigenen Persönlichkeit, etwa durch ihre Position in der Gebärmutter. Sogenannte *Balkonkinder* sitzen weit vorn im Bauch. Sie sind sehr neugierig und gesellig. Andere verstecken sich lieber tief in der Bauchhöhle.

Dein Kind wächst in deinem Bauch und ist aufs Engste mit dir verbunden. Dein Kind ist direkt an dich angeschlossen. Es teilt nicht nur dein Essen, sondern auch deinen Stress und deine emotionale Verfassung. Eben darum befasst sich eine bewusste Schwangerschaft auch vorrangig mit einer positiven Einstellung zum Leben. Lebensfreude ist der Maßstab! Für die meisten Menschen ist es nachvollziehbar, dass sich Gefühle und Gedanken der Mutter auf das Kind im Bauch auswirken. Es gibt inzwischen weiterführende Studien, die nahelegen, dass das Kind im Bauch auch auf die emotionalen Regungen seines Vaters reagiert. Achtet daher beide auf eure Gefühle und Gedanken. Nehmt regelmäßig Kontakt zu eurem Kind auf. Sprecht mit ihm, lacht gemeinsam und nehmt euch bewusst Zeit für Zärtlichkeiten rund um den Bauch. Ein bewusster Umgang tut nicht nur eurem Kind, sondern auch euch als Paar gut.

Ein guter Kontakt zur eigenen Seele unterstützt eine förderliche Entwicklung deines Kindes. Werde innerlich weich, lass los, lass zu – auch auf seelischer Ebene! Seelische Qualitäten, wie das Empfinden innerer Ruhe und Ausgeglichenheit als Ergebnis eines angstfreien Gemüts und eines gebändigten Geistes, sind Eigenschaften, an denen es sich lohnt, schon während der Schwangerschaft zu arbeiten. Sie erleichtern dir, *im Flow* zu gebären, und sie werden dir später auch im Umgang mit deinem Kind hilfreich sein.

✳✳✳✳✳✳

Solltest du dich schwertun mit der Innenschau und der Beschäftigung mit dir selbst, ist auch der umgekehrte Weg möglich. Kommunikation ist schließlich keine Einbahnstraße. Sprich mit deinem Kind im Bauch, und nimm direkten Kontakt auf: Durch Streicheln, Klopfzeichen, Reden, Musik und vieles mehr wird dir auch der Kontakt zu deiner Seele immer leichter fallen. Mach dir bewusst: Deine Seele ist die Verbindung zu deinem Kind. Wenn du ihr Raum gibst, sich während der Schwangerschaft zu entfalten und sich auszudrücken, so wird sich auch dein Kind harmonisch entwickeln können.

Wie du mit deiner Seele in Kontakt kommst, weißt du selbst am besten. Wenn es dir anfangs schwerfallen sollte, dich auf den beseelten Teil in dir einzulassen, dann hab Vertrauen. Der Weg ist das Ziel! Je häufiger du dir Zeit für dich und deine Innenschau nimmst, desto deutlicher wirst du erfahren, was sich hinter dem Wort *Seele* verbirgt. Du wirst von innen heraus strahlen, leichter Vertrauen zu dir und deinen Mitmenschen finden, und Mitgefühl und Freude werden vorherrschende Emotionen in dir sein.

Bei aller Verbindung und symbiotischen Verflechtung von dir und deinem Kind, solltest du stets darauf achten, das Leben in deinem Bauch als etwas Eigenständiges zu sehen. Ihr seid zwar über die Nabelschnur aufs Engste miteinander verbunden und werdet dies auch noch lange Zeit nach der Geburt emotional und energetisch sein, aber ihr seid nicht ein und dasselbe. Dein Kind ist nicht dein Besitz. Diese Aussage mag dich möglicherweise verwundern, sie ist aber für deine Kraft des Loslassens während der Geburt und darüber hinaus für ein glückliches Leben deines Kindes sehr bedeutungsvoll.

✳✳✳✳✳✳

Du und dein Mann, ihr tragt als Eltern die Verantwortung für die Entwicklung eures Kindes. Sei dir immer bewusst, dass du deinem Kind keinen besseren Start ins Leben schenken kannst als eine selbstbestimmte Geburt, bei der du freudig loslassen kannst. Denn wenn du dich bei der Geburt nicht wohl und sicher fühlst, wie soll dann dein Kind in seiner neuen Welt Sicherheit und Wohlbehagen empfinden? Aus einer Welle der Freude geboren zu werden ist der Grundstein für ein selbst-bewusstes, dankbares Leben in Freude sowie innerer und äußerer Harmonie. Je bewusster du mit deinem Kind bereits im Mutterleib umgehst, desto friedvoller und freudiger wird sich auch die Geburt und damit euer späteres Leben harmonisch entwickeln können. Es ist von unschätzbarem Wert, bereits während der Schwangerschaft eine innige Beziehung zu deinem Kind aufzubauen. Du wirst deinem Kind den glücklichen Start gleich nach der Geburt ansehen können. Aus einer Welle der Freude geborene Babys kommen mit einem ungetrübten Ich-Bewusstsein auf die Welt. Ihr Blick ist wacher und offener. Sie lächeln mehr und schreien kaum. Sie nehmen ihre Umgebung bewusster wahr – gleichsam als Spiegelbild einer bewusst durchlebten Schwangerschaft und Geburt.

Wegweiser »Kraft der Farben«

Auch Farben haben Wirkung auf unsere Seele. Die ganze Welt ist farbig. Farben existieren im Universum genauso wie in unserem Inneren. Alle Energiestrukturen, die wir kennen, haben eine eigene Farbschwingung. Oder anders gesagt: Farben besitzen eine ganz bestimmte Energie.

Farben in unser Bewusstsein und in unsere Träume aufzunehmen, ist gerade in der Schwangerschaft eine echte Bereicherung. Die unbewussten Kräfte der Farben kannst du aufnehmen, indem du farbenfrohe Kleidung trägst – oder durch Farbkonzepte der Räume (wobei du selbst kreativ mit Farben umgehen kannst) oder auch durch ein farbenfrohes Essen.

Da Blau die Farbe der Entspannung ist, ist ein blaues Tuch, auf dem du deine Entspannungsübungen machst, oder eine blaue Decke bei der Geburt eine Möglichkeit, die Kraft der Farben einzusetzen. Rot als Farbe der Urmutter signalisiert Kraft und Verbundenheit mit der Erde. Ein roter Raum, zum Beispiel durch rotes Licht, wäre demnach die ideale Farbe für einen Geburtsraum. Auch das Neugeborene fühlt sich mit Rot wohl, da es von dieser Farbe bereits im Mutterleib umgeben ist.

Die Einsatzmöglichkeiten von Farben sind mannigfaltig. Gelb als Farbe der Freude und Kreativität kannst du während der Schwangerschaft einsetzen, um dein Wohlgefühl zu steigern. Vermeide in der Zeit der Schwangerschaft und vor allem bei der Geburt die Farbe Schwarz. Sie schluckt Energie und entzieht dem Körper Kraft.

Klausbernd Vollmar: *Farben. Symbolik – Wirkung – Deutung.* Knaur MensSana Verlag, München 2009

Mutter-Vater-Verbindung

In der Schwangerschaft entwickelt sich nicht nur der Embryo zum Kind, sondern auch Mann und Frau wachsen mehr und mehr in ihre Rollen als Vater und Mutter hinein. Für den werdenden Vater ist es daher ebenfalls wichtig, die Zeit der Schwangerschaft zu nutzen, um innezuhalten und sich bewusst mit sich auseinanderzusetzen. Innerlich aufgeräumt, findet auch er leichter Zugang zu seinen Gefühlen und in seine neue Rolle als Vater hinein. Durch die Geburt eines neuen Menschen müssen sich alle neu (er-)finden.

Veränderungsprozesse lösen bei den meisten Menschen gewöhnlich Ängste und Unsicherheiten aus. Es ist also völlig normal, wenn sich werdende Eltern einmal unbändig auf ihr Kind freuen und dann wieder von Zweifeln geplagt werden, ob alles gut werden wird. Neue Lebensabschnitte erfordern immer eine gehörige Portion Mut und Selbstvertrauen. Die Geburt eines Kindes ist ein großer Schritt. Ein Schritt, den es bewusst zu machen gilt, damit Leben in Liebe und Freude gelingen kann.

Durch den Familienzuwachs kommen euer bisheriges Beziehungsgefüge, euer Alltag und die Aufgabenverteilungen ins Wanken. Ihr werdet eure Plätze als Mutter und Vater erst jeder für sich und dann gemeinsam neu finden und aufeinander abstimmen müssen. Hierfür ist es äußerst hilfreich, wenn es euch gelungen ist, bereits in der Schwangerschaft offen und ehrlich miteinander zu reden. Sollte es alten Groll geben, der immer wieder aufflackert, ist jetzt die Zeit, beherzt und in Liebe zu entrümpeln. Eine emotionale Altlastenecke sammelt sich nach ein paar Jahren in fast jeder Beziehung an. Dies ist kein Grund zur Besorgnis, solange der Unrat nicht einfach unter den Teppich gekehrt wird. Kinder haben die

Wegweiser »Partnermeditation«

Gerade zur Vorbereitung auf eure neue Rolle als Eltern ist es wichtig, dass ihr eurer Beziehung schon während der Schwangerschaft eine tragfähige Basis gebt. Die Partnermeditation versetzt euch in die Lage, die Liebe zwischen euch fließen zu lassen und eure Liebe gemeinsam zu eurem Kind zu schicken. Ein größeres Geschenk als eure liebenden Herzen könnt ihr eurem Kind zur Geburt nicht machen. Es ist vollkommen ausreichend, wenn ihr diese Meditation drei Minuten lang ausführt, wann immer ihr glaubt, es sei notwendig, Ärger zwischen euch abzubauen. Sie lässt sich aber auch nach Belieben zur Stärkung eurer Verbindung als Mann und Frau durchführen.

Angewohnheit, alles zu erkunden und aufzudecken. Daher ist die Wahrscheinlichkeit hoch, dass der Ballast den Eltern irgendwann unkontrolliert um die Ohren fliegt. Es ist leichter, die neuen Rollen als Mutter und Vater auf unbelastetem Boden zu bauen.

Es gilt, füreinander da zu sein und sich einzugestehen, dass auch Väter in den Monaten der Schwangerschaft Ängste entwickeln, denn auch sie wurden in dem Glauben sozialisiert, dass eine Geburt für Mutter und Kind gefährlich sein kann. Ängste und Gefühle der Überforderung sind also auch für den werdenden Vater ganz normal. Es ist wichtig, sich diesen Gefühlen zu stellen, damit Mutter und Vater Vertrauen und Zuversicht entwickeln können und nicht irrationale Ängste des Vaters zu einer Verunsicherung der Mutter führen. Der werdende Vater sollte die Schwangerschaft dazu nutzen, sich innerlich für die Geburt bereit zu machen – mit dem Ziel, die Partnerin auf ihrem Weg zu unterstützen, zu begleiten, zu stärken, zu umsorgen und ihr Rückhalt zu geben.

Partnermeditation

Setzt euch mit angezogenen Beinen auf den Boden. Die Arme liegen lose verschränkt über den Knien. Eure Rücken berühren sich, und zwar so, dass ihr möglichst von oben bis unten Kontakt mit der Wirbelsäule des Partners habt. Beginnt, gemeinsam zu atmen, und versucht, einen gemeinsamen Atemfluss zu finden. Konzentriert euch dabei jeweils auf euer Herz. Kommt – jeder für sich – in Kontakt mit eurem Herzen, indem jeder auf seinen Herzschlag lauscht.

Wenn du dich verbunden fühlst mit deinem Herzen, dann denk an die Sonne, an das Licht, die Wärme, das Wohlgefühl.

Lass die Wärme direkt in dein Herz strömen, und bring alle Gefühle der Kälte und Bitterkeit in deinem Herzen zum Schmelzen. In deinem Herzen ist kein Platz mehr für Eiszeit.

Die Zeit der Liebe und Freude auf euer Kind ist angebrochen. Atme tief ein und aus!

Legt euch am Ende eng nebeneinander und lasst die Liebe zwischen euch frei fließen. Fühlt die Leichtigkeit und die totale Entspannung in euch, und genießt eure Verbundenheit und Nähe.

Andreas Winter: *Artgerechte Partnerhaltung. Lieben ohne Stress.* Mankau Verlag, Murnau 2014

Selbstschutz

Die hohe Sensibilität von Schwangeren und insbesondere von Frauen während der Geburt ist allgemein bekannt. Gerade dem werdenden Vater kann dies eine gehörige Portion Verständnis und Gleichmut abverlangen. Damit sich der Körper für das Kind öffnen kann, öffnen sich bereits während der Schwangerschaft Fenster zur inneren und äußeren Wahrnehmungswelt. Oft werden die Stimmungsschwankungen der Frauen belächelt. Dahinter verbirgt sich jedoch mehr als ein Aufruhr der Hormone.

Kleinste Unstimmigkeiten können die Seele belasten. Schwangere haben beinahe übersinnliche Antennen für die Gefühlszustände ihrer Umgebung. Vor allem der emotionale Zustand von nahen weiblichen Verwandten, insbesondere der eigenen Mutter, kann das emotionale Wohl der Schwangeren sehr stark beeinflussen. Für eine Geburt in Freude solltest du dir bereits während der Schwangerschaft ein emotionales Umfeld schaffen, das dich erfreut und stärkt. Dies kann die eigene Familie sein, muss es aber nicht, wenn derzeit etwas dagegensteht.

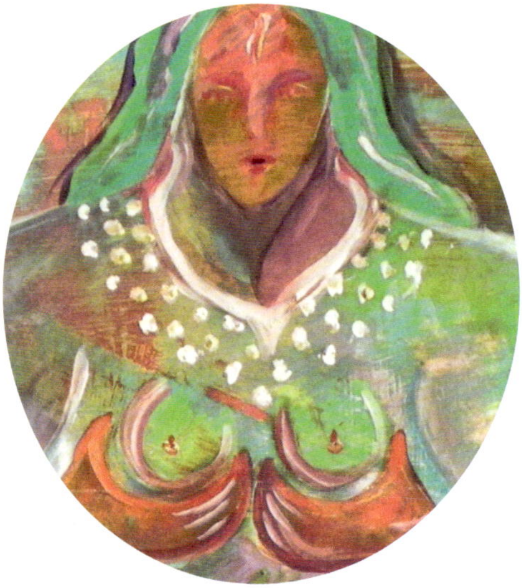

Eine Schwangerschaft ist jedenfalls kein guter Zeitpunkt, um Kämpfe auszutragen oder Belastungssituationen auszuhalten. Werde dir der Konflikte bewusst. Überlege, wie sie sich auf dich auswirken und suche Strategien, wie du dich schützen kannst. Denn alle Streitigkeiten und Situationen, die dich emotional verletzen und traurig machen, können den späteren Geburtsverlauf negativ beeinflussen. Ganz sicher haben sie Auswirkungen auf die seelische Entwicklung deines Kindes. Vielleicht verschafft dir diese Einsicht den nötigen Mut und Antrieb, um dich aus belastenden Beziehungen, zumindest während der Zeit der Schwangerschaft, zurückzuziehen. Lass die Schwangerschaft für dich eine kraftfördernde Zeit werden!

Oft lässt dies zum Beispiel die berufliche Situation nicht zu. Umso wichtiger ist es

Wegweiser »Frauentreffen«

Schwangerschaft ist die Zeit, in der du das Wort *Selbstfürsorge* für dich entdecken solltest. Ein Tipp: Das Wort beinhaltet weit mehr als eine bewusste Ernährung und Körperpflege. In der Schwangerschaft ist der Austausch und soziale Kontakt mit anderen Frauen sehr heilsam, da du über alles, was dich vielleicht bedrücken könnte, reden kannst. Oft verschwinden Probleme und Ärger, wenn du es einmal laut ausgesprochen hast. Such dir daher bewusst eine Gruppe von Frauen, mit denen du dich austauschen und Spaß haben kannst. Ideal ist es, wenn du andere schwangere Frauen triffst und ihr euch gegenseitig in eurer Absicht einer selbstbestimmten, freudvollen Geburt bestärkt.

Auch Treffen mit deinen Freundinnen solltest du während der Schwangerschaft regelmäßig einplanen. Die Zeit zum Reden und das Gefühl der *Frauenpower* ist wichtig, denn auf diese Weise lösen sich bereits viele Probleme ohne Anstrengung. Auch wenn dies bisher nicht bei euch üblich war, die Schwangerschaft ist genau der richtige Zeitpunkt, die Tradition des Frauentreffs neu zu beleben.

www.flowbirthing.de

für dich, bereits während der Schwangerschaft täglich Meditations- und Entspannungsübungen zu machen, damit sich der seelische Druck nicht festsetzen kann. Umgib dich mit Menschen, die dir guttun. Geh aktiv auf Menschen mit einer positiven Ausstrahlung zu. Lass alle Bedenkenträger hinter dir, allein dein Gefühl zählt. Alles, was dich innerlich bestärkt und dein Bewusstsein erweitert, ist für dich und für die Beziehung zu deinem Baby eine wichtige Hilfe und sollte jetzt dein übergeordnetes Anliegen sein. Mit deinem Wunsch einer freudvollen, natürlichen Geburt bist du ganz bestimmt nicht allein.

Auch wenn die Zahl der steigenden Wunschkaiserschnitte aufhorchen lässt: Immer mehr Frauen folgen ihrer inneren Stimme, alternative Wege einer selbstbestimmten Geburt zu suchen und zu erleben. Es sind selbst-bewusste Frauen wie du, die sich bewusst für eine Schwangerschaft, für ihr Kind entschieden haben. Sie sind gewohnt, Verantwortung für ihr Leben zu übernehmen, und sie wollen sich nicht mehr von ihrer Kraft entbinden lassen. Sie wollen eingebunden sein in das Geburtserlebnis, und sie wollen den Geburtstag zu einem Fest der Freude machen. Mach dich auf den Weg und finde *Schwestern im Geiste*.

Erforschung des Seelengrundes

Bei der Suche nach stärkenden Aktivitäten in der Schwangerschaft sind deiner Kreativität keine Grenzen gesetzt. Dazu können Bücher, Vorträge und Seminare genauso gehören wie alles andere, was dich auf die Spur des Lebens bringt und dich inspiriert, dich mit dem Leben und der Lebenskraft in dir zu beschäftigen. Auch wenn du dich bisher wenig für Spiritualität oder die Frage, wie ein erfülltes Leben als Frau und Mutter im Einklang mit deinem Wesen aussehen könnte, auseinandergesetzt hast, werden dich die neuen Horizonte auch für die Geburt beflügeln.

Die Frage, wer wir sind, beschäftigt seit jeher die Menschheit. Sie füllt ganze Bibliotheken. Sicher ist diese Frage in der Zeit der Schwangerschaft auch nicht abschließend zu klären. Und doch öffnen gerade die Zeit der Schwangerschaft und die Erfahrung der Geburt ein Bewusstseinsfenster für genau diese komplexen Fragen des Lebens. Da Geburt nun mal zum Bereich der Fragen nach dem Sinn des Lebens gehört, spricht einiges dafür, dass du dich während der Schwangerschaft bewusst damit auseinandersetzt.

Auch andere, auf den ersten Blick eher abwegige Aktivitäten können dich für dein neues Leben als Mutter öffnen, etwa ein Malkurs, Gesangsunterricht oder das Singen in einem Chor. Alles, was deine Neugierde weckt, was dich neue Erfahrungen sammeln lässt, stärkt dich auf dem Weg in die unbekannten Erfahrungen der Geburt. Gestalte dein Leben dabei mit möglichst vielen Momenten der Lebensfreude. Werde dir bewusst, dass eine harmonische, fröhliche Schwangerschaft bereits die halbe Strecke für eine Geburt aus einer Welle der Freude ist.

Wenn du bei der Geburt du selbst bist, dockst du an den weiblichen Urgrund an. Hier entspringt die urweibliche Fähigkeit zu gebären. Du bist mit dem tiefsten Punkt deiner Seele verbunden und spürst die Lebens- und Schöpfungskraft in dir strömen. In diesem Moment des Erkennens und Spürens bist du eins mit dir und dem Universum und fähig, aus einer Welle der Freude zu gebären. Erkenne dein eigenes Selbst an, deine eigene Anmut, deine kreative Schönheit. Nimm die Schwangerschaft als wunderbare Gelegenheit, deine Tiefen zu erforschen, entdecke Frieden und Ruhe in dir. Decke neue Seiten deines Wesens auf. Du wirst erstaunt sein über die Stärke und Intuition, die tief in deinem Inneren verborgen liegt.

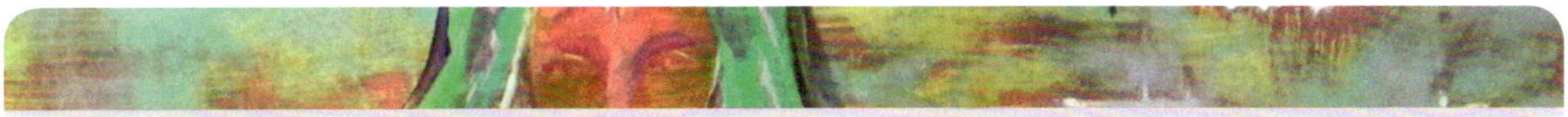

Wegweiser »Intuition und Kreativität«

Achte während der Schwangerschaft verstärkt auf deine Träume und intuitiven Impulse. War Schlafen zur Zeit von Kant eine Beleidigung der Vernunft, so wissen wir heute um die regenerative Funktion. Träume helfen uns, Erlebtes zu verarbeiten. Aber Träume sind noch viel mehr: Sie sind der Schlüssel zum Unbewussten. Es ist kein Zufall, dass gerade Frauen in der Schwangerschaft besonders intensiv träumen. Beschäftige dich damit, du wirst sehr viel über dich erfahren!

Sie können dir bei der Suche nach stärkenden Aktivitäten und bei deiner Innenschau wertvolle Wegweiser sein. Sei kreativ im Umgang mit dir selbst. Alles, was dir hilft, dich einmal mit anderen Augen wahrzunehmen und zu erfahren, ist eine gute Vorbereitung auf die Geburt. Es stärkt dein Selbstvertrauen und deine innere Freiheit. Wenn du diese Selbsterfahrung mit konkreten Vorbereitungen auf die Geburt verknüpfen kannst, ist dies besonders vorteilhaft.

Betätige dich zum Beispiel künstlerisch, indem du eine Geburtskerze bastelst. Die große, dicke Kerze kannst du zu Beginn der Geburt anzünden. Sie erinnert dich während der Wellen an den Weg ins Licht und hilft dir, ein eigenes Zeitgefühl zu entwickeln. Dein Kind und du, ihr nehmt euch alle Zeit, die ihr für die Geburt braucht. Die Kerze nimmt dir den Zeitdruck, und du kannst darauf vertrauen, dass ihr mit der Zeit seid.

Oder du bastelst ein Buch, in dem du die schönen Momente der Schwangerschaft und die Vorfreude auf die Geburt zum Ausdruck bringst. Bring die schöpferische und intuitive Kraft in dir zum Fließen!

Ebenso wertvoll für dich kann es sein, eine Schwangerschaftsecke in deiner Wohnung einzurichten. Dort sammelst du alles, was dir auf deinem Weg einer bewussten Schwangerschaft und Geburt begegnet und dir Kraft gibt bzw. was du mit einem freudigen Gefühl verbindest. Wenn du deinen Koffer für die Geburt packst, dann nimm auch die wichtigsten Utensilien mit (z. B. Kerze, Steine, Bilder) und stell sie im Geburtsraum auf. Sie werden dich an die wundervolle Zeit der Schwangerschaft erinnern und dich für eine wundervolle Geburt bereit machen.

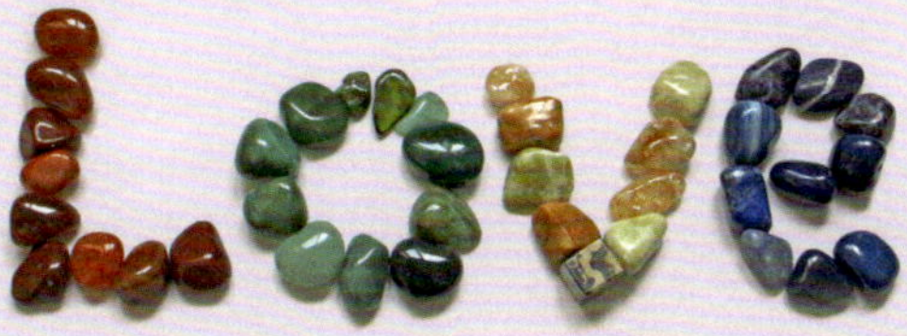

Wenn du wirklich aus einer Welle der Freude gebären möchtest, dann gibt es nur einen Rat, den du wirklich beherzigen solltest. Geh, wohin du gehst, aber geh mit ganzem Herzen! Begib dich auf die Suche nach deiner Seele. Der Kontakt, und damit die Freude in dir, entwickelt sich, wenn du beginnst, tief in dich hineinzuspüren. Nach und nach erkennst du, dass durch das bewusste Wahrnehmen des eigenen Seins Freude und Lebendigkeit sich in deinem Inneren und deinem Leben ausbreiten. Kinder sind fähig, diese Freude ganz natürlich zu empfinden, wenn sie ganz ins Spiel versunken spielen. Und genau in dieser Daseinsfreude liegt das Wunder der Geburt, die kraftvolle Selbsterkenntnis für dich als Frau.

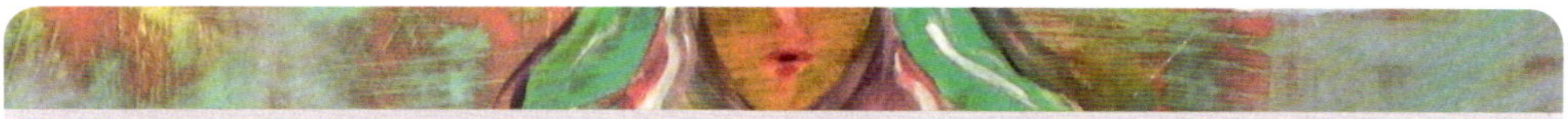

Wegweiser »Singen in der Schwangerschaft«

Ein gesunder, heiler Körper schwingt, und Singen versetzt deinen Körper in Schwingung. Singen ist mehr als nur eine Ausdrucksform der Kreativität. Singen verbindet Körper, Geist und Seele und ist durch die Anbindung an den Atem eng mit der Lebenskraft verbunden. Der Körper ist dabei das Instrument, das nur in entspanntem Zustand klingt, wenn die Energie frei fließen kann. Regelmäßiges Singen trainiert die Lungen. Nach und nach nimmt dadurch das Atemvolumen zu, was für mehr Durchhaltevermögen bei der Geburt sorgen kann.

Singen stärkt die Atmung, beschwingt die Seele, fokussiert den Geist, baut innere Spannungen ab und bringt schöne Stunden im Kreise von Gleichgesinnten. Singen hilft dir, in einen Zustand der Freude zu kommen. Wenn du singst, öffnet sich dein Herz, und der Klang fließt nicht nur im Außen, sondern auch direkt zu deinem Kind. Musik macht Freude und fördert ganz nebenbei die pränatale Entwicklung des Kindes.

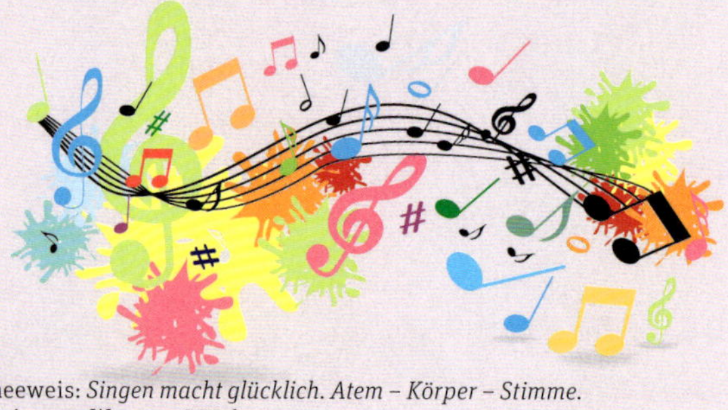

Susanne Amberg Schneeweis: *Singen macht glücklich. Atem – Körper – Stimme.* Edition Neue Wege, Gösing am Wagram 2006

www.deutscher-chorverband.de

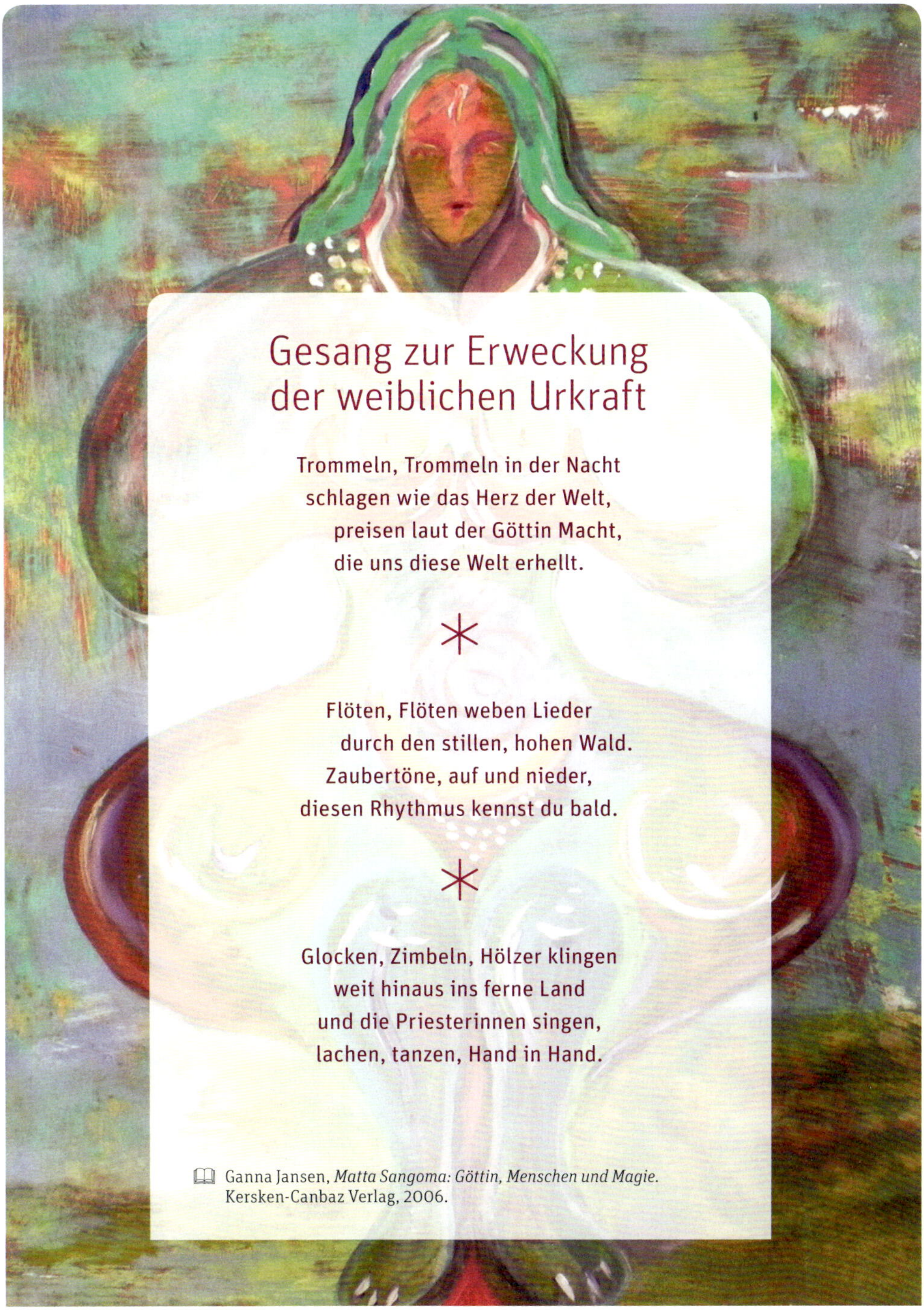

Gesang zur Erweckung der weiblichen Urkraft

Trommeln, Trommeln in der Nacht
schlagen wie das Herz der Welt,
preisen laut der Göttin Macht,
die uns diese Welt erhellt.

*

Flöten, Flöten weben Lieder
durch den stillen, hohen Wald.
Zaubertöne, auf und nieder,
diesen Rhythmus kennst du bald.

*

Glocken, Zimbeln, Hölzer klingen
weit hinaus ins ferne Land
und die Priesterinnen singen,
lachen, tanzen, Hand in Hand.

📖 Ganna Jansen, *Matta Sangoma: Göttin, Menschen und Magie.* Kersken-Canbaz Verlag, 2006.

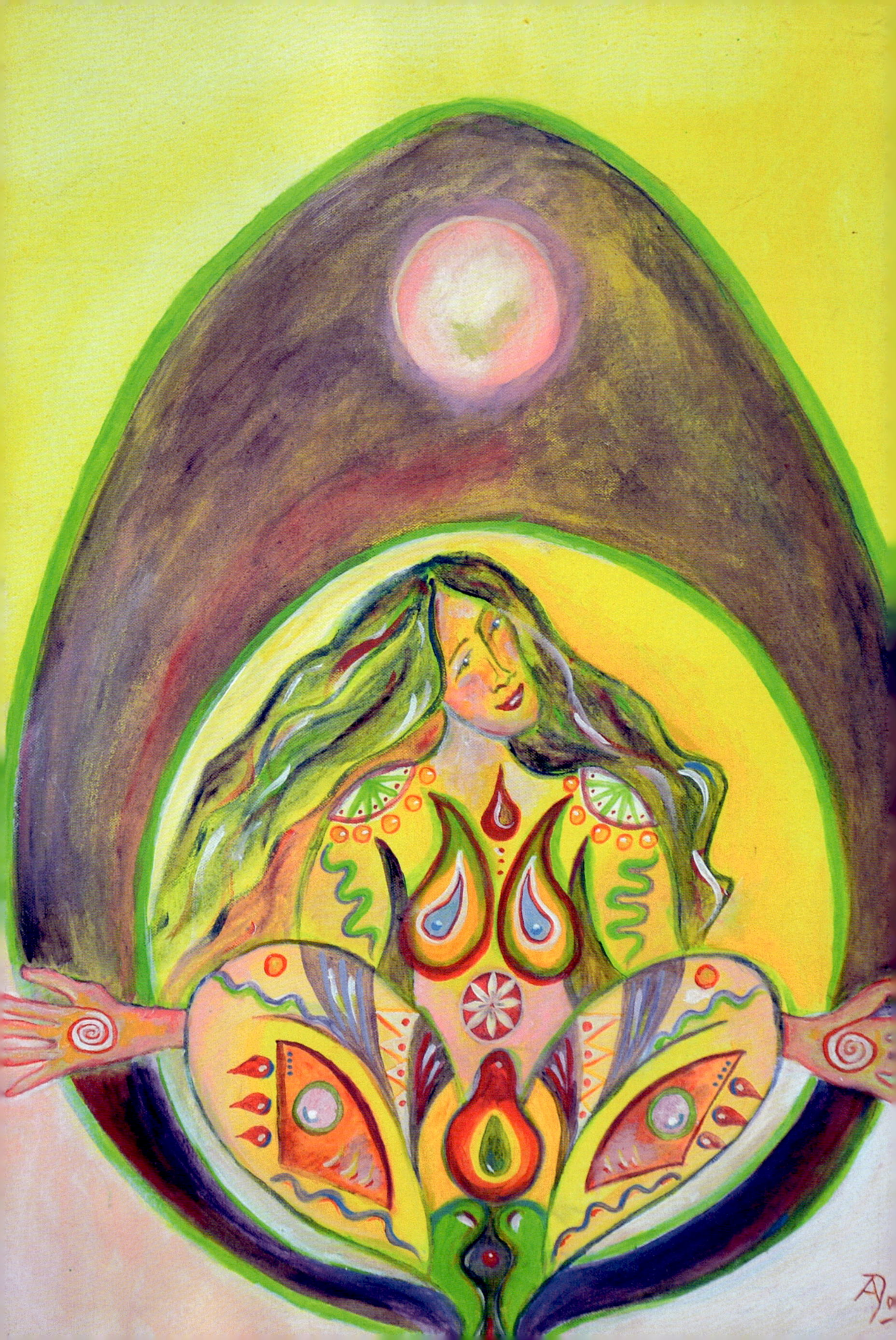

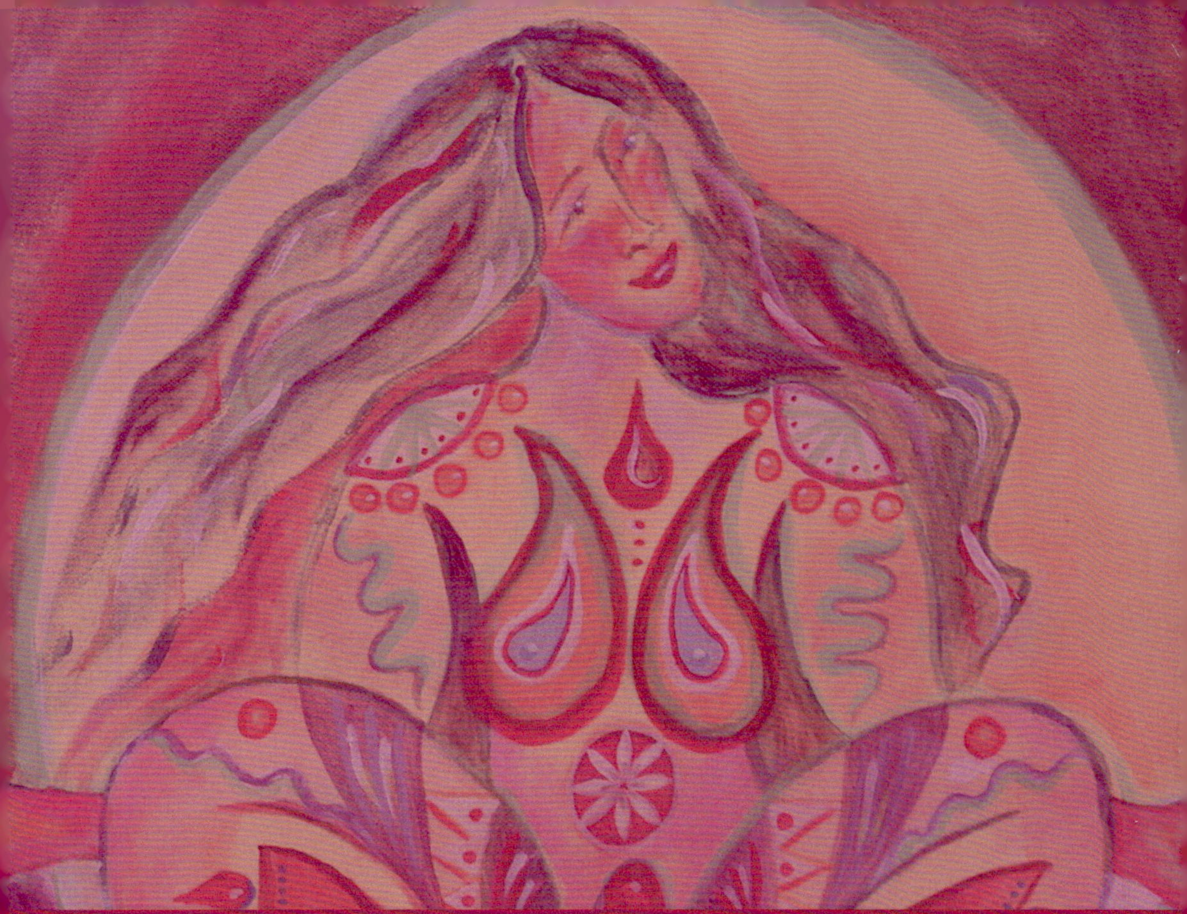

Xochiquetzal

Die unwiderstehliche aztekische Liebesgöttin ist verspielt,
verführerisch, fröhlich, schön und kokett, erotisch und selbstbewusst.
Die Aztekinnen übertrugen ihr die Aufgabe, junge Menschen in die Kunst der
Liebe einzuweihen. *Xochiquetzal* war ganz besonders für die Frauen zuständig.
Und da ihren Gaben der Liebe und Sexualität die Kinder entspringen,
ist sie auch Göttin der Schwangeren und einer glücklichen Geburt.

Bewusste Geburt

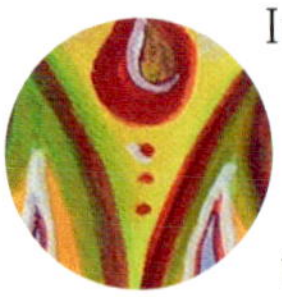

In dir reift die Vorstellung, dass eine Geburt nicht zwangsläufig schmerzvoll und traumatisch verlaufen muss, sondern genauso gut auch in Freude und Dankbarkeit von dir erlebt werden kann? Du freust dich immer mehr darauf, dies erleben zu dürfen? Du bist im wahrsten Sinne des Wortes *in freudiger Erwartung?* Wunderbar! Lass dich von der Vorfreude aber nicht verleiten, zu starre Bilder einer freudigen Geburt zu entwickeln, die dich dann wieder blockieren und in deinem Erleben einengen könnten. Denk daran, *eine perfekte Geburt* gibt es nicht. Was zählt, ist das freie Fließen der Kräfte und dein Umgang damit, deine innere Präsenz.

Wunschgeburt

Entwickle keine starren Vorstellungen, wie deine Traumgeburt aussehen sollte. Sie verläuft dann ideal, wenn du frei bist, alles, was kommt, anzunehmen und selbstbestimmt durch die Wellen der Geburt zu manövrieren. Egal, welche Vorstellungen du dir im Vorfeld auch machst, die Geburt wird doch anders, nämlich nach ihren eigenen Gesetzmäßigkeiten verlaufen. Eine Geburt, bei der du in Verbindung mit dir und deinem Kind bist, ist eine bewusste Geburt aus dem Zentrum deiner Kraft. Sie läuft im Vertrauen auf das eigene Bauchgefühl ab und wird von der inneren Weisheit und dem Mut getragen, die eigenen Empfindungen und Impulse wahrzunehmen, ihnen Bedeutung zu schenken und auch zu äußern. So stellst du unabhängig vom Verlauf der Geburt sicher, dass du am Ende in deinem Selbstwert gestärkt dein Kind in Händen halten wirst.

Eine natürliche Geburt um jeden Preis zu erzwingen, darum geht es also nicht. Sollte das Eingreifen von Hebamme und Ärzten notwendig werden, bist du offen, auch diesen Verlauf anzunehmen. Setz dich nicht selbst unter Druck! Die Geburt deines Kindes ist und bleibt ein unvergleichlicher Augenblick. Auch ein Notkaiserschnitt kann eine kraftvolle Erfahrung sein, wenn du bei dir bist und dich vertrauensvoll in die Verantwortung der Ärzte begeben kannst.

Mit gut einem Drittel Kaiserschnittgeburten pro Jahr liegt Deutschland europaweit am oberen Ende der Skala. Vor 20 Jahren war es gerade einmal ein Achtel der Kinder, die per Operation ins Leben geholt wurden. Nur 6,7 % der Kinder kommen ohne jegliche medizinische Unterstützung zur Welt. Angesichts dieser Entwicklung wird auch innerhalb der Ärzteschaft die Forderung nach einem Umdenken immer lauter. Der Arbeitskreis *Frauengesundheit in Medizin, Psychotherapie und Gesellschaft e.V.* widmete seine Jahrestagung 2014 diesem Thema und forderte ebenfalls ein neues Bewusstsein und die Aufklärung bzw. Stärkung der Schwangeren.

Wegweiser »Bewusster Kaiserschnitt«

Der scheinbar leichtere Weg ist nicht immer der bessere. Auch ein geglückter Kaiserschnitt kann Folgen haben. Durch die Öffnung deines Bauches kann dein inneres Kraftzentrum verletzt werden. Dein spirituelles Erleben und deine natürliche Durchsetzungsfähigkeit können dadurch stark beeinträchtigt werden, wenn du dir darüber nicht im Klaren bist.

Wenn es zu einem Kaiserschnitt kommen sollte, dann ist deswegen ein ganz bewusster Umgang notwendig, um psychische Folgeschäden von dir fernzuhalten. Ein Kaiserschnitt kann das Bonding, also den Beziehungsaufbau zwischen Mutter und Kind, empfindlich stören. Es ist nämlich ein Irrglaube, dass die Liebe einfach da ist oder vom Himmel fällt. Sie muss sich, wie alles im Leben auch, nach und nach entwickeln. Nach einer natürlichen Geburt werden Hormone ausgeschüttet, die den Weg der Annäherung unterstützen und beschleunigen. Frauen berichten nach Kaiserschnitten immer wieder, dass sie sich mit Gedanken quälen, keine gute Mutter zu sein, weil sich das natürliche Liebesgefühl für ihr Kind nicht einstellen will. Dies ist eine tiefe Erschütterung im Selbstbild der Frauen, aus der sich nicht selten auch eine Depression entwickelt. Wenn du darum weißt, dann kann dir eine große Portion Selbstliebe und ein unerschütterliches Vertrauen in die enge Verbindung zwischen dir und deinem Kind helfen, diese Klippe zu umschiffen. Nach einem Kaiserschnitt ist eine Narbenentstörung, wie sie auch Physiotherapeuten anbieten, sehr wichtig, um wieder in deine volle Kraft zu kommen.

www.bauchgeburt.de, www.kaiserschnitt-netzwerk.de

Keine Frage, ein Kaiserschnitt kann im Notfall Leben retten, ihn aber durchführen zu lassen, nur weil der Eingriff inzwischen Routine geworden ist? Und warum nur entscheiden sich immer mehr Frauen für einen terminierten Wunschkaiserschnitt und übergeben sich und ihr Kind der Gerätemedizin? Doch nicht um ihre Vagina zu schonen? Die Mühen einer Spontangeburt und vermeintliche Geburtsrisiken werden von der Mehrheit scheinbar nicht mehr toleriert. Das Risiko eines unerfüllten Lebens von Mutter und Kind durch eine manipulierte Geburt hat kaum jemand im Blick. Die Fremdbestimmung über den weiblichen Körper der letzten Jahrhunderte ist damit folgerichtig auf die Spitze getrieben und die Frauen sind konsequenterweise komplett entbunden: von ihrer Verantwortung, ihrer Kraft und ihrem Kind.

Geburt »im Flow«

Wie aber könnte sich eine Geburt im Urvertrauen anfühlen, fragst du dich? Natürlich wirst du die Phasen der Geburt dann immer noch sehr intensiv wahrnehmen, aber sie werden den Schrecken für dich verlieren. Mit einer bewussten Atmung kannst du aktiv etwas für dein Wohlbefinden und das deines Kindes tun. Das Dehnen der Gebärmutter und der Druck im Inneren bedeuten für dein Kind Stress, was sich auch auf seinen Herzschlag auswirken kann. Mit der Tiefe deines Atems kannst du wiederum beruhigend auf den Herzschlag deines Kindes einwirken.

✳✳✳✳✳✳

Du schickst mit jeder Dehnung und Atmung Liebe und ein Lächeln zu deinem Kind. Dies hilft dir, die Verbindung zu ihm zu halten. Das Empfinden von Liebe ist das sicherste Mittel einer unkomplizierten Öffnung des Muttermundes. Du bist dir im Klaren, dass sich viele Bereiche in deinem Körper dehnen und öffnen müssen, bevor dein Kind sicher und leicht durch den Geburtskanal gleiten kann. Du bewahrst Geduld und Ruhe und lässt deinem Körper die Zeit, die er für diese wichtige Aufgabe benötigt. Du weißt, dass der Öffnungsvorgang viel Vertrauen und vor allem viel viel Liebe dir gegenüber braucht. Du bist dabei, dein Innerstes nach außen zu bringen.

Die Geburt kann leichter voranschreiten, wenn du dich bewegst und körperlich aktiv bleibst. In der Eröffnungsphase tanzt du oder kreist mit den Hüften – auf einem Ball oder im Stehen. Dein Ziel ist es, dadurch weich und geschmeidig zu bleiben und voller Freude auch äußerlich ins Fließen der Geburtswellen einzutauchen. Dein Ziel ist eine ruhige und entspannte Geburt. Ruhe heißt für dich nicht *liegen,* obwohl du dir auch ein Erholungsschläfchen gönnst, wenn du dich danach fühlst. Ruhe beschreibt für dich den Zustand des In-dir-verankert-Seins, von wo aus sich der

Dein eigener Rhythmus zählt

Fortschritt und Zeitdauer des Geburtsverlaufes sind für dich während der Geburt im Grunde unwesentliche Parameter. Wichtig ist, dass du im Kontakt mit deinem Kind bist. Eine Geburt dauert eben so lange, wie sie dauert; und so lange es dir und deinem Kind dabei gut geht, ist alles in Ordnung. Von den äußeren Dingen distanzierst du dich. Du lässt dich nicht unnötig unter Druck setzen. Du bist dir sicher, du wirst dein Kind in Händen halten, wenn der Moment gekommen ist. Du vertraust darauf, dass dein Kind zur rechten Zeit geboren werden wird.

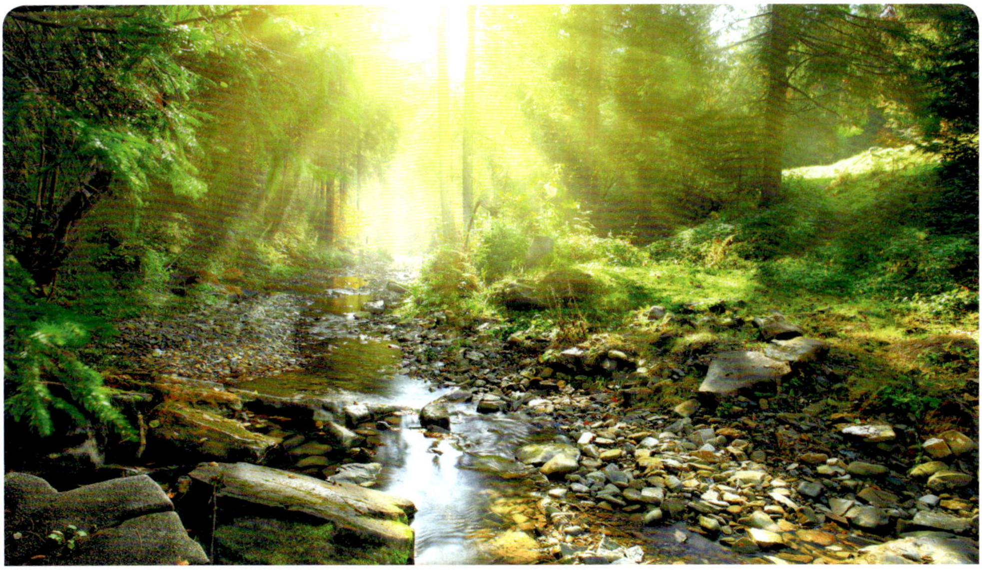

heilige Geburtsraum in dir aufschließt. Du vertraust darauf, dass Geburt dann nahezu schmerzfrei sein kann, wenn du deinem Körper die uneingeschränkte Führung überlässt und nicht wertest oder Urteile fällst über deine körperliche oder geistige Leistungsfähigkeit. Du empfindest große Dankbarkeit und Wertschätzung für die Arbeit deiner Gebärmutter und deines Körpers. Du gehst in deinem Körper auf und verspürst über die körperlichen Wahrnehmungen hinaus tiefe emotionale Empfindungen der Liebe und Demut.

✳✳✳✳✳✳

Dein Körper vollbringt während der Geburt Höchstleistungen. Dir ist klar, dass es völlig normal ist, wenn es dir während einer Welle extrem heiß wird, da eine große Menge Blut in deinen Kreislauf gepumpt wird und du danach fröstelst, wenn das Blut wieder in deine Gebärmutter zurückfließt. Diese wechselnden Körperempfindungen wühlen dich vielleicht sehr auf. Du versuchst, sie als äußere Umstände wahrzunehmen und dich weiter auf das Wesentliche zu konzentrieren. Was zählt, ist der Kontakt zu deinem Kind und deine Fähigkeit zu entspannen und deinen Körper vertrauensvoll arbeiten zu lassen. Beides gelingt dir leichter durch eine bewusste Atmung mit langem Ausatmen unter Stöhngeräuschen oder einem bewussten *Jaaaaaa* zum Leben.

Wenn du dennoch von der Intensität der Empfindungen überrollt wirst, dann schöpfst du wieder Kraft aus der Verbindung zu deinem Kind. Du stellst dir vor, wie sich dein Kind wohl gerade fühlen mag, wie es immer tiefer nach unten geschoben wird. Du erinnerst dich, dass dein Körper am leichtesten arbeiten kann, wenn du entspannt bist, und wie du dein Kind auf seinem Weg mit jeder Atmung, mit jeder Entspannung, mit jedem bewussten Versenken nach innen unterstützen kannst. Du bemühst dich, jede Welle mit einem Gefühl der Liebe und Dankbarkeit durch dich ziehen zu lassen. Dabei lächelst du so viel und oft wie möglich. Du lässt die Wellen fließen und hältst nicht dagegen, denn jede Welle bringt dir dein Kind näher.

Jede Form, körperlich mitzugehen, und jede Form der Bewegung – idealerweise in spiralförmigen Bewegungen des Beckens – werden dir helfen, *den Flow* auf allen Ebenen in dir zu spüren. Du stellst dir etwa vor, dein Kind rutscht auf einer gedrehten Rutsche nach unten, die deine Gebärmutter behutsam nach und nach frei gibt. Du versenkst dich dabei immer mehr in dich, findest Zugang zu deinen inneren Bildern, deinem Kraftpunkt. Du dringst bis zu deinem Seelengrund vor, dort findest du Halt. Dort bist du stark und kraftvoll und kannst selbstbestimmt mit den Wogen der Geburtswellen mitgehen, ohne Angst zu haben, weggespült zu werden. Hier kannst du dich völlig öffnen und hingeben, hier bist du jenseits aller Polarität, hier bist du weich und standhaft, offen und zentriert, empfindsam und kraftvoll zugleich. Aus diesem inneren Kraftpunkt heraus vollzieht sich das Wunder der Geburt als eine freudige, hochspirituelle Erfahrung.

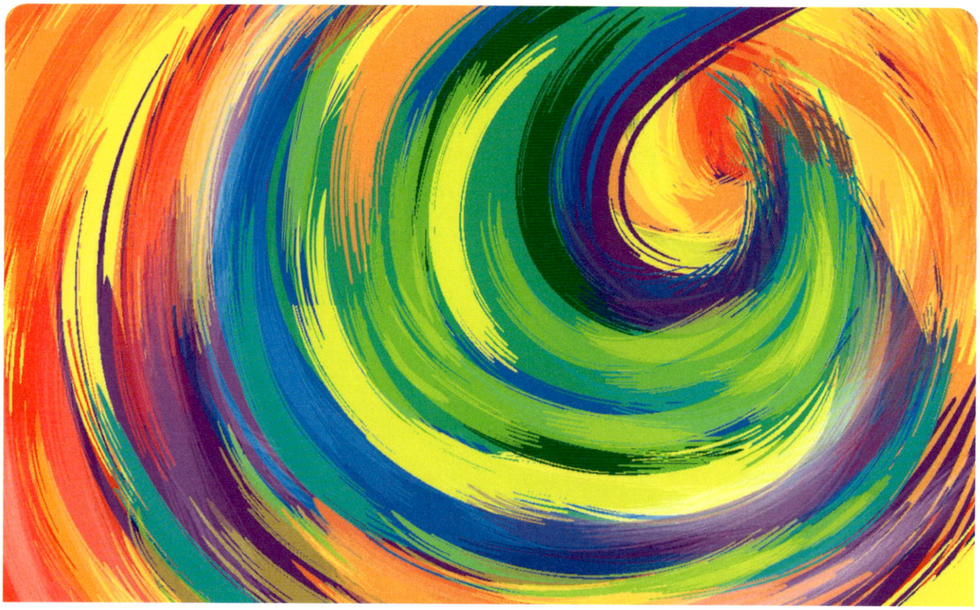

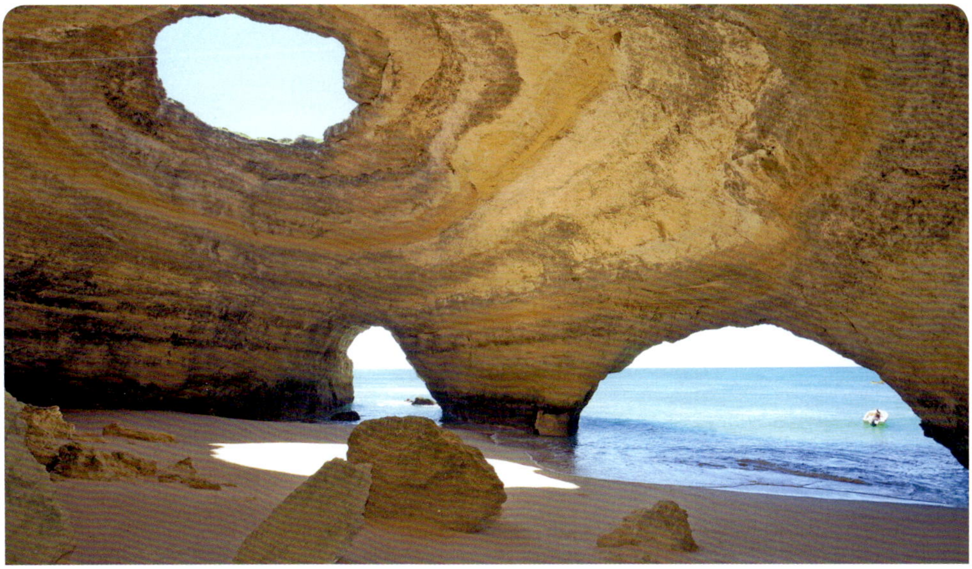

Die eigentliche Geburt, also der Austritt des Kindes durch den Geburtskanal, dauert nur wenige Minuten. Der Eintritt in den Geburtskanal ist der Wendepunkt: Nun ist es bald vollbracht. Du wirst diesen Moment erkennen. Es ist der Moment, an dem viele Frauen am liebsten aufgeben und davonlaufen würden. Du machst dir bewusst, dass du jetzt kurz vor dem Ziel bist. Du leitest den urgewaltigen inneren und körperlichen Aufruhr bewusst um in Richtung zu deinem Kind. All deine Kraft und Aufmerksamkeit gilt jetzt deinem Kind, das gerade dabei ist, seinen Weg nach draußen durch den Geburtskanal zu finden.

Du unterstützt dein Kind in den letzten Minuten durch den Geburtskanal, indem du dich nochmals ganz bewusst auf deinen Atem konzentrierst. Du gehst tief in die Atmung, ohne dabei zu pressen, außer du verspürst einen Drang dazu. Festes Pressen ist eine zusätzliche körperliche Anstrengung und macht dich innerlich angespannt und hart. Auf diese Weise werden die letzten Zentimeter durch den Druck des Kindes gegen die angespannten Muskeln schmerzvoller. Du probierst daher ein lockeres Mitschieben mit jeder Welle, so kann dein Kind dort entlangrutschen, wo es am meisten Platz findet. Dein Vertrauen in die Weisheit deines Körpers und in dein Kind, gemeinsam den Weg durch den Geburtskanal zu finden, der sich natürlich auftut und so am leichtesten zu bewältigen ist, ist unerschütterlich. Der Moment der Geburt dauert so vielleicht etwas länger, aber er ist wesentlich schonender für dich, deinen Damm und dein Kind. Demütig und dankbar nimmst du dein Kind in die Arme.

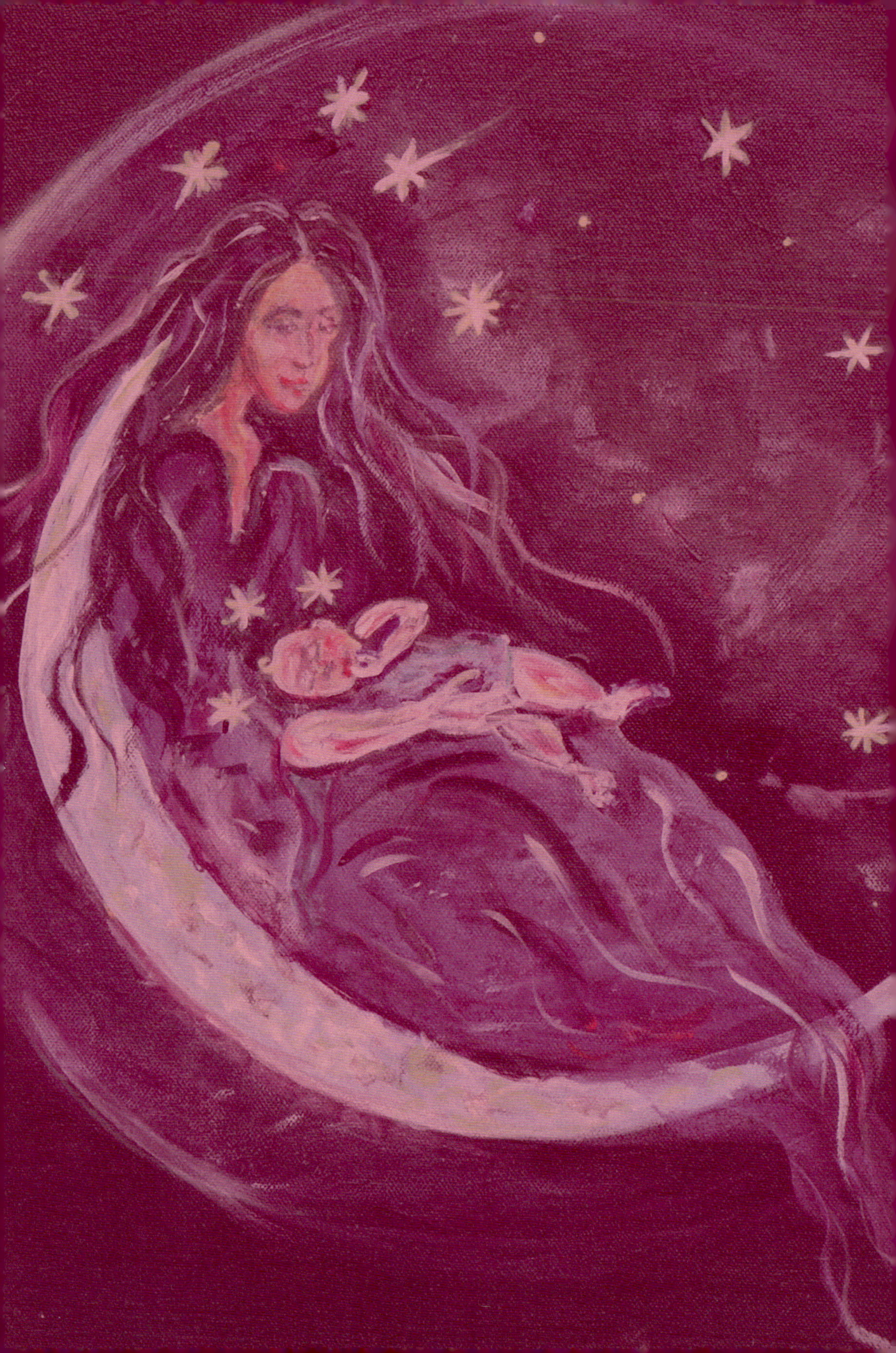

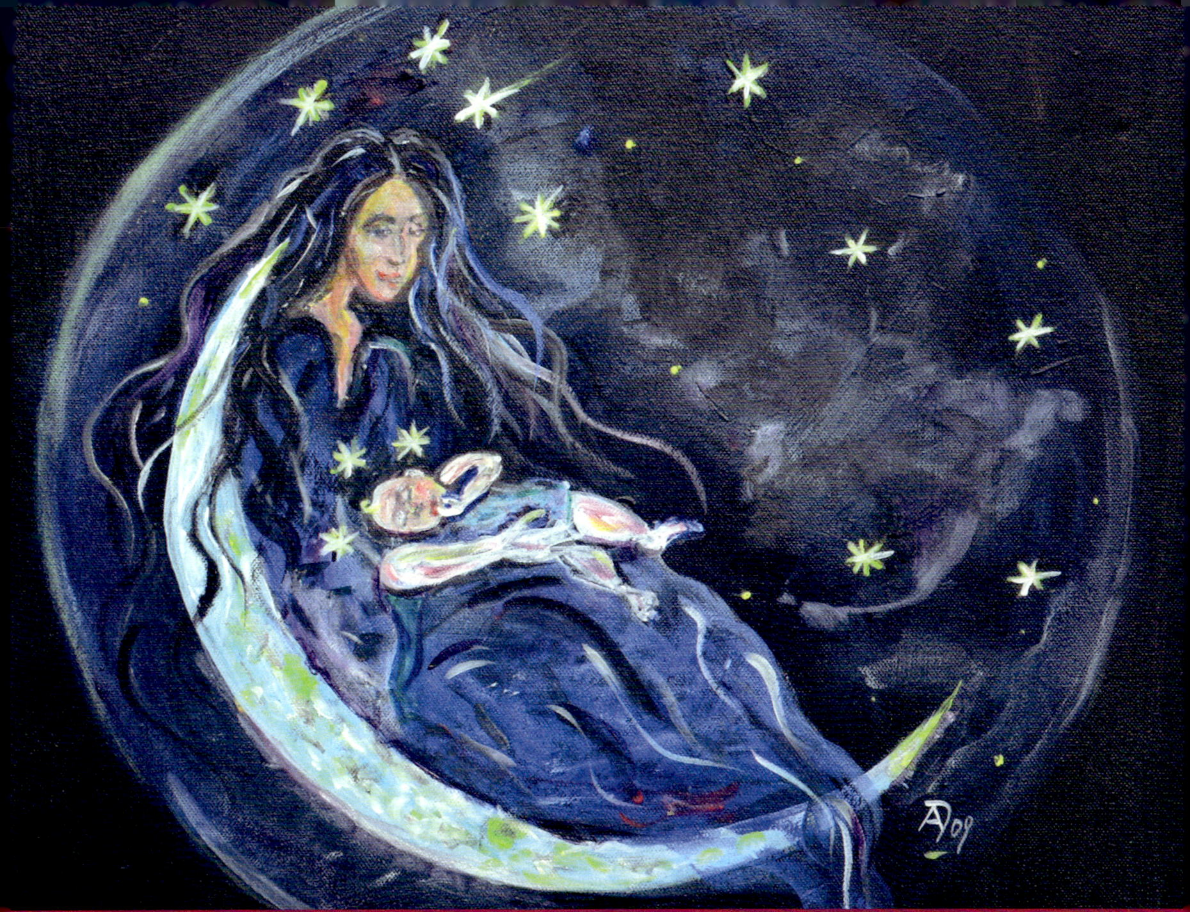

Hannahanna

Die hethitische und anatolische Urgöttin *Hannahanna* wird
als Großmutter aller Menschen vor allem bei Geburten angerufen.
Als Gebieterin der Geburt hilft sie Gebärenden und schützt die Neugeborenen.
Jedes Kind wurde der Göttin Hannahanna mit einem Ritual bekannt gemacht.
Indem sie es in einen Kreis von Kräutern legt, gibt die Hebamme
das Neugeborene symbolisch in die Arme der Göttin und damit in sein Schicksal.

Die Kunst zu gebären, ist also eine dreifache Kunst: einlassen, zulassen und loslassen. Den Worten kommt im Geburtsprozess eine große Bedeutung zu. Sie mit Leben zu füllen, ist die hohe Kunst des Gebärens. Sie beschreiben für die jeweiligen Phasen der Geburt die Fähigkeit, sich den intensiven seelischen und körperlichen Empfindungen bewusst zu stellen. *Bewusst stellen* meint, diese nicht zu bewerten oder in gedankliche Vorannahmen zu pressen, sondern sie einfach wahrzunehmen. Die Dinge einfach geschehen lassen, sich mit freudigem Herzen zu öffnen für die Geburtserfahrung, wie auch immer diese aussehen wird, im Vertrauen auf die Weisheit des Körpers und die Schöpfungskraft, die durch jede Frau bei der Geburt fließt.

Die Herausforderung des Gebärens liegt also darin, angesichts urgewaltiger körperlicher und seelischer Empfindungen Ruhe zu bewahren und das Wunder der Geburt in Liebe, Demut und Dankbarkeit anzunehmen. Ein Kind zur Welt zu bringen ist ein Prozess des Sich-Verbindens auf allen Ebenen, ganz und damit heil und beschützt werden, und kein Trennungsprozess.

Wenn dir dies gelingt, dann geschieht das Wunder der Geburt: Du kannst Geburt als den großen Vereinigungsprozess erfahren. Löse dich von der irrigen Vorstellung, dass Geburt ein Trennungsprozess ist. Trennen ist schmerzhaft, schwierig und langwierig. Oder aber es ist eine Trennung von ungeliebten, belastenden Menschen und Dingen. Da die allermeisten Frauen in den neun Monaten ihrer Schwangerschaft eine liebende Beziehung zu ihrem Kind aufgebaut haben, kann die heilsame Trennung als Geburtsmotor ausgeschlossen werden. Aber genauso haben wir all die langen Jahre durch einen Blick von außen, einen männlich dominierten Blick, das Geburtsgeschehen ad absurdum geführt.

Aus der Perspektive der Frau entwickelt sich Geburt als dreifacher Vereinigungsprozess. Es ist die Vereinigung von Körper, Geist und Seele, um in den Zustand der Entspannung zu kommen und den Schlüssel zum heiligen Geburtsraum zu finden. Die tiefe Verbindung von Mutter und ungeborenem Kind lässt beide heil durch die Geburt kommen. Sie empfinden sich beide als eins, obwohl es bereits zwei lebensfähige Körper sind. Und es ist dies die Hingabe an den Geburtsverlauf, eine ganzheitliche Öffnung, die zum Einswerden mit der alles erschaffenden und durchdringenden Schöpfungskraft, der Urkraft des Lebens führt.

Wie viel leichter muss Geburt ablaufen können, wenn du dir den Weg des Loslassens durch eine immer engere Verbindung mit deinem Kind und gleichzeitig mit der Schöpfungskraft vorstellst? Haben Frauen ihren Glauben an eine freudige Geburt bzw. ihr Vertrauen in ihre Fähigkeit zu gebären als Gabe auch deswegen verloren, weil sie von dieser Erkenntnis abgeschnitten waren? Finden sie wieder Zugang zu ihrer Gabe und inneren Wahrheit, wenn sie sich Geburt als Akt der dreifaltigen Liebe wieder bewusst machen? Haben all die Unsicherheiten und Ängste auch deshalb Macht über sie gewonnen, weil sie widersprüchliche Anweisungen erhalten haben? Dass im konventionellen Denken inneres Fühlen und rationales Denken nicht mehr zusammenfinden wollten?

Wegweiser »FlowBirthing-Ei«

Die Geburt als Verschmelzungsprozess kommt im *FlowBirthing*-Ei zum Ausdruck (siehe auch hintere Umschlagklappe). Die Form entspringt der Vorstellung eines Welten-Eis. Die ovale Form erhöht noch die Leichtigkeit des Vorgangs und steht für eine sichere und beschützte Geburt im Inneren. Es symbolisiert Geburt als einen in sich stimmigen und runden Vorgang. Es vereinigt in sich die drei heiligen Vorgänge der Geburt: Die Verschmelzung von Körper, Geist und Seele durch die sieben Striche in den Chakren-Farben. Der mittlere Strich steht für *Stille/völlige Ruhe* als Ausdruck des göttlichen Ruhepols. Interessanterweise baut sich die Verbindung zum Himmel, zum Göttlichen, über die Herz-Chakra-Farbe grün auf. Der mittlere Strich steht daher auch für ein offenes Herz. Ein offenes, sehendes Herz ist die Voraussetzung für ein ganzheitliches Öffnen, das es ermöglicht, den Geburtsprozess in Demut und Dankbarkeit anzunehmen, was die drei Striche rechts und links von der Mitte bedeuten. In der Annahme der Geburt als spirituelle Erfahrung löst sich die Erbsünde, in die das Weibliche all die Jahrhunderte verstrickt war, auf, um bereit zu sein für die Ankunft neuen Lebens. In enger Verbundenheit fließt neues Leben aus dem Welten-Ei auf einer Welle der Liebe und Freude und gibt Orientierung und Richtung für ein Leben in Freude.

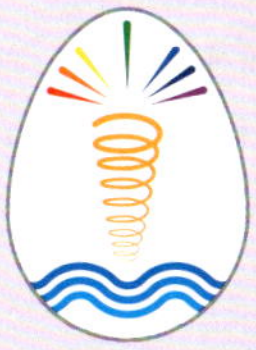

Wenn du mit diesem Symbol arbeitest und es in die Monate der Schwangerschaft und Stunden der Geburt integrierst, wenn du es zum Beispiel unter das Kopfkissen legst oder darüber meditierst, dann stärkt es dich, den Wandlungsprozess in vollem Bewusstsein zu durchschreiten. Während der Geburt kann es dein Bewusstsein hochhalten und dich für den Öffnungsprozess innerlich bereit werden lassen.

Die Vorstellung, dich von etwas Liebgewonnenem, deinem Kind, das du all die Monate lang unter deinem Herzen getragen hast, trennen zu müssen, macht es fast zwangsläufig schwierig, loslassen zu können. Sich zu öffnen in der Vorstellung, das Wertvollste, was du erfahren hast, hergeben zu müssen, ist mehr als eine mentale Dissonanz, es ist eine fast unmögliche Aufgabe. Unglaublich, welchen Willen und welche Kraft Frauen bei der Geburt immer wieder aufbringen, um gegen diesen inneren Widerspruch und Widerstand ihr Kind zu gebären.

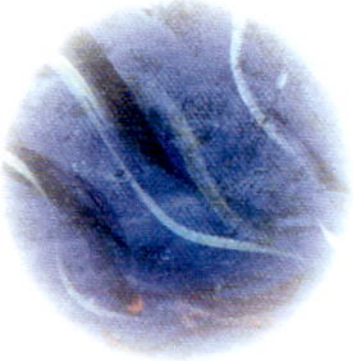

Frauen kriegen also Kinder nicht, weil sie besser Schmerzen aushalten können, wie ein Geburtsmythos heißt, sondern weil sie über mehr Willen und innere Kraft verfügen. Mit diesen Stärken ausgestattet und dem von Blockaden befreiten Verständnis für Geburt, das sich aus der Verschmelzung von Geburt mit der weiblichen Natur erschlossen hat, wird Geburt zu dem, was es ist: ein Freudenfest, das unbeschwert und ausgelassen zum Takt der Gebärmutter genossen werden kann. Eine Frau, die so geboren hat, wird sich kein X mehr für ein U oder – im übertragenen Sinne – für ein Y vormachen lassen und sich mit voller Kraft dem (neuen) Leben widmen können.

Innerer Geburtsraum

Das natürliche Umfeld, das dein Körper für die Geburt vorgesehen hat, setzt Frieden, Stille und Ungestörtheit voraus. Der innere Geburtsraum öffnet sich, wenn du zur Ruhe gefunden hast und du bei dir bist und dich nicht von Äußerlichkeiten ablenken lässt. Dieser innere Geburtsraum ist ein heiliger Ort in dir, in dem die Selbstheilungskräfte des Körpers aktiviert werden können. Diesen heiligen Raum erreichst du, wenn du alle Empfindungen einfach zulässt und dadurch tiefe Entspannung – wie sie aus der Einheit von Körper, Geist und Seele entspringt – ermöglichst.

Entspannung – und damit der Eintritt in den heiligen inneren Geburtsraum – ist nur möglich, wenn der *Parasympathikus* in deinem Körper aktiv ist. Er steuert alle unbewussten Prozesse in deinem Körper, wie etwa auch die Verdauung und Regeneration. Auf jede Unruhe reagiert dein Körper unwillentlich. Er schaltet dann um in den Stressbewältigungsmodus, den Sympathikus. In diesem Punkt lässt sich dein Körper nicht manipulieren und fordert von dir ein tiefes Eintauchen in den Geburtsprozess.

Triffst du auf eine innere Blockade oder kommt es zu einer Störung von außen, so ist es immens wichtig, dass du aktiv in die Entspannungshaltung und damit in den heilsamen Geburtsraum zurückfindest.

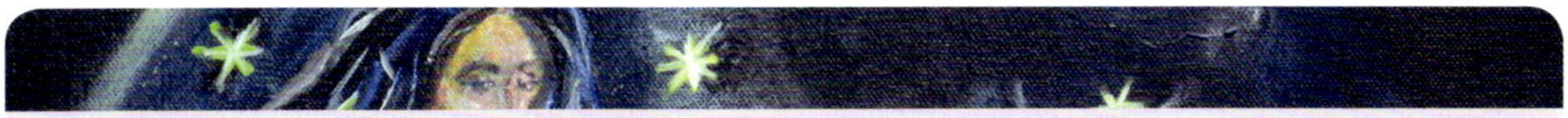

Wegweiser »Selbsthypnose«

HypnoBirthing nach *Marie F. Mongan* und andere Hypnosekonzepte für Schwangere haben mit dieser Methode bereits vielen Frauen zu einer entspannten und leichten Geburt verholfen. *FlowBirthing* integriert diese Erfahrungen und sieht in der Selbsthypnose ein probates Mittel, gewissermaßen auf Knopfdruck in einen tiefen Entspannungszustand zu kommen. Hypnose ist dabei ein Zustand tiefer Entspannung bei gleichzeitig erhöhter Aufmerksamkeit. In Hypnose ist man bei vollem Bewusstsein, man konditioniert und bindet seinen Geist, sodass man leichter in einen Zustand der Trance gleiten kann. Ärzte und Hebammen beobachten immer wieder, dass Frauen bei der Geburt oft auf natürliche Weise in einen tranceähnlichen Zustand rutschen. Wenn dies geschieht, können die mächtigen Energien der Geburt ohne Blockaden und damit ohne Komplikationen fließen. Selbsthypnose bereitet gezielt auf diesen Zustand vor, damit er bei Bedarf auch im Kreißsaal bewusst herbeigeführt werden kann. Dies bedarf einer gewissenhaften Vorbereitung und Begleitung im Rahmen eines Kurses.

Selbsthypnose kann jeder innerhalb weniger Male erlernen. Voraussetzung, um Hypnose anwenden zu können ist, dass du mit der Hypnosebehandlung einverstanden bist und psychisch in einem stabilen Zustand bist. Hypnose setzt am Unterbewusstsein an und kann daher starke Kräfte freisetzen, die vorher nicht bewusst waren. Dies ist natürlich die Stärke und der Vorteil dieser Technik, sollte jedoch anfangs unter Anleitung stattfinden.

📖 Marie F. Mongan: *HypnoBirthing*. Mankau Verlag, 5. Aufl., Murnau 2014

Petra und Hans-Werner Egeling: *Hypnose. Konzepte für Schwangerschaft und Geburt.* BoD, Recklinghausen 2009

💻 www.hypnobirthing.de

Auch hier gibt es keinen Entspannungsknopf, der Weg dorthin zeigt sich nur, wenn du alle Schritte, die dein Körper dir vorgibt, liebevoll annimmst. Verfalle nicht in Selbstkritik.

Ein Weg mit Entspannungsgarantie, auch unter stürmischen Wellen oder bei Flaute, ist die Selbsthypnose. Das Wort *Hypnose* löst in vielen zunächst eine gewisse Scheu aus. Dabei ist Hypnose ein Zustand, den jeder kennt. Wenn wir uns etwa in Tagträumen verlieren, dann sind wir in unser Unterbewusstsein versunken und damit in Hypnose. Wenn dieser Zustand mithilfe von speziellen Techniken eingeleitet wird, dann spricht man von Hypnose. In Hypnose ist dein Unterbewusstsein aktiv und dein rationales, logisches Denken teilweise ausgeblendet. In diesem Zustand ist dein Zeitempfinden verändert, dir kommen 30 Minuten wie wenige Minuten vor. Außerdem ist deine Körperwahrnehmung anders, und deine inneren Bilder bestimmen dein Empfinden.

✳✳✳✳✳✳

Selbsthypnose heißt nichts anderes, als dass du gelernt hast, dich gezielt selbst oder mithilfe deines Partners in einen entspannten Geisteszustand zu versetzen. Du kannst dich quasi wie auf Knopfdruck entspannen und damit den Geburtsverlauf erheblich erleichtern. Mit den im Unterbewusstsein gespeicherten Bildern wird die Geburt für dich angenehmer und schneller verlaufen. Die Fähigkeit zur Trance wird dich in den Zustand versetzen, empfänglich für die Kraft der Geburt zu werden, die dich wiederum ermächtigt, dein Kind in Leichtigkeit und Freude zu gebären. Um Selbsthypnose sicher und zielgenau einsetzen zu können, sei dir der Besuch eines HypnoBirthing-Kurses oder anderer Geburtsvorbereitungen mit Hypnose angeraten.

✳✳✳✳✳✳

Es ist vollkommen normal, dass dein Körper bei Irritationen den *Parasympathikus* abschaltet und stattdessen mit dem Sympathikus agiert. Beide Systeme gehören zum vegetativen Nervensystem und sind für lebenswichtige körperliche Anpassungen zuständig. In ihrer Funktion sind sie Antagonisten, das heißt, ihre Wirkung auf den Körper ist genau gegensätzlich. Im Modus des Sympathikus kannst du also nicht gebären. Reagiere auf ihn aber nicht mit zusätzlichem Stress oder Druck. Bedanke dich vielmehr bei deinem Körper, dass er dich so gut beschützen will und bitte ihn, den Geburtsraum für dich wieder zu öffnen. Erinnere dich an das surreale Bild der Gebärmutter als Kampfinstrument, sollte der Geburtsverlauf ins Stocken geraten. Nutze es, um von Herzen zu lachen.

✳✳✳✳✳✳

Ein Mittel der Tiefenentspannung und zugleich eine wichtige innere Kraftquelle, um bereit zu werden für die Öffnung der Geburt, ist die Meditation. Sie zielt darauf ab, den Geist durch bewusstes Arbeiten mit den mentalen Kräften zu *überwinden*. Unser Geist dominiert oft die anderen Ebenen und erzeugt dadurch ein seelisches und körperliches Ungleichgewicht. Wer hauptsächlich im Kopf lebt, fühlt sich innerlich oft wie abgeschnitten von seiner Kraft. Vertrauen in die eigenen Fähigkeiten und die eigene Umwelt fallen dann schwer.

Ein Hang zur Kontrolle ist häufig die Folge eines übermächtigen Geistes. Der Geist allein kann nicht schöpferisch tätig sein. Er muss dafür die Verbindung mit der Seele eingehen. Kreativität und Intuition fließen dann, wenn der Ego-Geist nicht unser Denken und Handeln beherrscht. Da Gebären der größte uns bekannte schöpferische Akt ist, arbeitet eine bewusste Geburtsvorbereitung darauf hin, den Geist mit all seinen Ängsten und Einwänden beherrschen zu lernen.

Meditationen richten den Geist auf ausgewählte Fixpunkte aus und klären so unsere Gedanken. Meditationen und Übungen zur Tiefenentspannung sind sehr effektiv, gerade für Frauen, die bereits vor der Schwangerschaft mit Yoga oder anderen Techniken vertraut waren. Meditationen bereiten dich auf heilsame Weise darauf vor, am Wunder der Geburt teilzuhaben, indem du dir deiner Fähigkeiten als Frau bewusst wirst und ihnen vertraust. Meditationen berühren neben ihrer klärenden Wirkung auf deinen Geist auch deine Seele und dein Innerstes.

Wegweiser »Meditation«

Es gibt eine Vielzahl an Meditationen, die gezielt zur Vorbereitung auf die Geburt oder für eine erfüllende Schwangerschaft angewandt werden können. Kundalini-Yoga sowie viele andere hilfreiche Meditationspraxen bieten dir eine Auswahl, mit der du dich individuell auf die Geburt vorbereiten kannst.

Es gibt Meditationen auf die Kraft der Frau, zum Segen des Kindes, für göttlichen Schutz, zur Lösung von Ängsten, zur Überwindung von innerem Ärger oder zur Überwindung von Angst. Wenn du beim Meditieren Daumen und Zeigefinger zu einem Kreis zusammenbringst, verstärkt diese Handhaltung deine innere Stille und öffnet dir dadurch den Zugang zu deinem inneren Wissen. Diese Handhaltung ist daher auch während der Geburt eine gute Möglichkeit, wenn du in deiner Konzentration gestört wirst und wieder schnell zu dir und in deine Ruhe finden möchtest. Die Handhaltung fördert die Anbindung an die göttliche Quelle, die der Kraft der Stille entspringt.

Meditationen können durch die Fokussierung auf den Atem ausgeübt werden oder durch das Sprechen sogenannter *heiliger Worte*. Dazu zählt auch das Singen von Mantras. Yogis empfehlen, mindestens elf Minuten am Tag und vierzig Tage hintereinander zu meditieren, um die Kraft der Stille optimal im Bewusstsein zu verankern. Aber setz dich dadurch nicht unter Druck: Jede Meditationspraxis ist besser als keine.

Meditations-Übung

Die Meditationen klären deinen Geist und versorgen dich mit Urvertrauen, Glauben und innerem Frieden. Meditationen ebnen dir den Weg der Geburtsreise und machen dich bekannt mit der Unendlichkeit in dir und damit deiner Fähigkeit, das Wunder der Geburt durch dich zu vollbringen. Sie gestalten also den heiligen Raum in dir aus, sodass er für dich ein Ort der Vertrautheit wird. Am besten versuchst du, täglich zu meditieren. Ermutige dich selbst dazu! Die Meditationen werden dich in der Schwangerschaft kräftigen und dein Bewusstsein als Frau, die gebären kann, festigen. Geh in die Meditationen mit der inneren Haltung, dich und dein Kind mit den Übungen zu schützen und zu segnen.

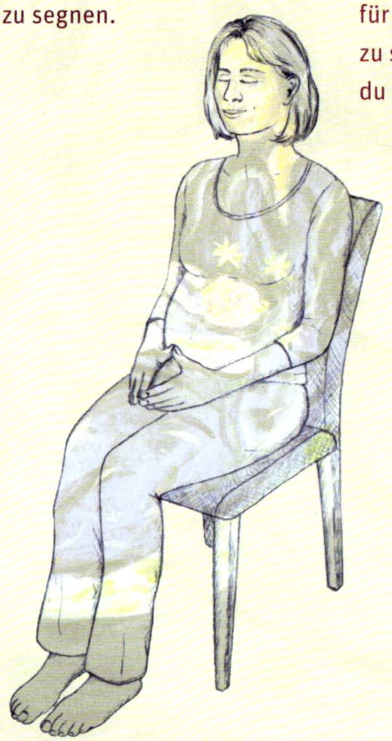

Setz dich bequem hin und atme durch die Nase tief ein und aus. Leg die Hände in den Schoß und atme ganz ruhig und konzentriert weiter. Bring nun Daumen und Zeigefinger beider Hände zueinander und lasse sie locker auf deinen Schenkeln liegen. Entspanne ganz bewusst und atme dabei tief ein und aus. Du fühlst dich sicher und im Vollbesitz deiner körperlichen, geistigen und seelischen Kräfte. Du spürst deinen Atem kommen und gehen. Dein Brustkorb hebt sich und senkt sich wieder. Du bist ruhig und entspannt. Du bist in vollkommener innerer Harmonie. Dein Vertrauen wächst, für das Wunder »Geburt in Freude« bereit zu sein. Du lächelst in dich hinein, während du ruhig ein und ausatmest.

Ganzheitliche Öffnung

Die ganzheitliche innere Öffnung von Herz und Gebärmutter kann heil- und wirkungsvoll mit dem sogenannten Tönen erreicht werden. Tönen ist die *Turbovariante* der bewussten Atemführung. Wir machen uns viel zu selten bewusst, dass Atem Leben ist. Bewusstes Atmen bringt neues Leben hervor. Es ist der erste Atemzug, der die Ankunft eines neuen Menschen auf der Erde besiegelt. Wer bewusst atmet, lebt bewusst. Ein tiefer Atem versorgt dich mit Sauerstoff und neuer Energie und hilft, alte Spannungen loszuwerden. Wie viel freudvoller, entspannter und leichter wäre das Leben, wenn wir uns hin und wieder bewusst auf unseren Atem konzentrieren würden?

Die Konzentration auf den Atem ist hervorragend geeignet, den Geist unter Kontrolle zu halten. Du kannst das Atmen bewusst einsetzen, um schlechte Gedanken und schlechte Laune zu vertreiben. Dadurch erreichst du im Alltag mehr Gelassenheit, was gerade für dich als werdende Mutter später einmal sehr wertvoll sein kann. Während der Geburt hilft dir konzentriertes Atmen vor allem, bewusst zu entspannen.

Der menschliche Körper ist ein einziges Schwingungsfeld. Wenn dein Körper krank ist, dann erstarrt die entsprechende Körperregion. Singen ist deswegen so gesund, weil durch das Singen der Körper in Schwingung versetzt wird. Klangschalen-Therapien arbeiten mit genau diesem Effekt. Es gibt viele Frauen, die *im Flow der Geburt* intuitiv das Bedürfnis haben, zu singen bzw. zu tönen. Sie erhöhen so die Schwingungsfähigkeit ihres Körpers.

Der Frauenarzt und Pionier der gewaltfreien Geburt, *Frédérick Leboyer* (geb. 1918) hat aus Beobachtungen unzähliger Geburten eine faszinierende Methode entwickelt, wie Frauen in Leichtigkeit in ihre Kraft kommen können: Beim Tönen entstehen sogenannte Urlaute, die sich im ganzen Universum wiederfinden. Forscher haben festgestellt, dass alles Leben im Universum Klang ist. Jedes Ding, jede Pflanze, jedes Lebewesen, jeder Stern, alles ist in Schwingung und Resonanz und erzeugt seinen eigenen unverwechselbaren Klang, den wir mit unseren Ohren normalerweise nicht hören können. Vernehmen afrikanische Frauen so vielleicht tatsächlich den Seelengesang ihres Kindes in der Natur? Beim Tönen tauchen Frauen jedenfalls in diese Welt des Klangs ein und verbinden sich sozusagen mit dem Ursprung des Lebens.

Jede Frau stimmt die Laute auf der ihr eigenen Frequenz an. Meist klingt der Ton tiefer als die Sprechstimme. Das Tönen der Laute wirkt sich harmonisierend auf Körper, Geist und Seele aus und bewirkt eine ganzheitliche Öffnung der Gebärenden. Dies erleichtert es ihr, die Urgewalt der Geburt als ihre Kraft anzunehmen und zuzulassen. Tönen hilft, passiv zu bleiben und doch aktiv am Geschehen mitzuwirken. Es unterstützt den Ausdruck des weiblichen Wesens. Außerdem können die Töne nur während des Ausatmens erzeugt werden. Ein langes Ausatmen und ein fließender Atem tragen wesentlich zur Entspannung und zum Fortschreiten des Geburtsverlaufes bei. Alle Urlaute sind übrigens ähnlich den Stöhnlauten, wenn Mann und Frau sich lieben. Dies ist ein weiteres Indiz dafür, dass Lust und Geburt nahe beieinander liegen und sich nicht ausschließen. Der Körper interpretiert das Stöhnen und die Urlaute jedenfalls mit Lust und feuert dadurch die Produktion der berauschenden Geburtshormone an. Tönen ist eine wunderbare Unterstützung, die Schöpfungsenergie zu kanalisieren, um entspannt, in voller Kraft und Freude dein Kind auf die Welt zu bringen. Die Öffnung der Gebärmutter geht immer auch mit der Öffnung des Herzens einher.

Wegweiser »Tönen«

Für die ersten Wellen ist ein A sehr geeignet. Um es klar zu tönen, musst du deinen Mund weit öffnen. Ein offener Kiefer unterstützt auch die Öffnung deines Muttermundes. Zudem ist es der Laut, der dich mit deinem Kind im Herzen verbindet. A und M sind die Urlaute schlechthin, und nicht zufällig sind diese Laute in fast allen Sprachen die ersten Laute, die Babys sprechen.

Ein E zu tönen hilft, die intensiver werdenden Wellen mit einer Art Lächeln aufzunehmen. Lächeln nimmt die Spannung aus dem ganzen Körper. Mit O kann der Muttermund in seine maximale Öffnung visualisiert und klanglich unterstützt werden. U ist der Urlaut, der vielen Frauen hilft, sich ganz in sich zu versenken. Allein die Mimik, die notwendig ist, um ein U zu formen (Tendenz zu geschlossenen Augen), zeigt, dass U ein Laut ist, der nach innen gerichtet ist. Er entspringt der Tiefe des Bauches und kommt aus der Quelle der weiblichen Urkraft. Mit einem Ausatmen auf U bist du bestens präpariert, um mit den letzten intensiven Wellen dein Kind auf die Welt zu atmen. U zu tönen, verleiht dem Atem einen gewissen Druck nach unten. Deine Aufgabe in diesen letzten Minuten der Geburt ist das aktive Loslassen. Mit dem Tönen von U kannst du dies in wunderbarer Weise tun.

📖 Frédérick Leboyer: *Atmen, singen, gebären.* Patmos Verlag, Düsseldorf 2011
Frédérick Leboyer: *Geburt ohne Gewalt.* Kösel-Verlag, 15. Aufl., München 2014

Mit oder ohne Tönen, bei einer Geburt fließt durch jede Frau die Schöpfungsenergie des Universums. Mach dir bewusst, dass bereits durch die Zeugung, die ja nichts anderes ist, als das Verschmelzen von männlichen und weiblichen Energien, die Schöpfungskraft in dir als Schwangere wirkt und dein Kind wachsen lässt. Die Schöpfungskraft strömt also schon während der Schwangerschaft ihre Kraft in dir aus. Dies ist ein möglicher Grund, warum Schwangere so anziehend auf viele Menschen wirken, so würdevoll und wie in einer beschützten Hülle durchs Leben schreiten. Diese Besonderheit in dir zu entdecken, im Einklang mit der Schöpfungskraft körperlich und innerlich zu wachsen, lässt auch dein Vertrauen in deine Gebärfähigkeiten in den Monaten wachsen. **Geh daher allem, was Druck erzeugen oder destruktive Kräfte entwickeln könnte, bewusst aus dem Weg!** Dies gilt ganz besonders für die Stunden der Geburt. Hier zählt nur eines: Du musst dich entspannen und Vertrauen in die Situation aufbauen können. Während der Geburt forderst du ein, was dir zusteht – nämlich in Ruhe und Achtsamkeit, mit Freundlichkeit und Liebe behandelt zu werden. Stell dein Empfinden nicht hinten an!

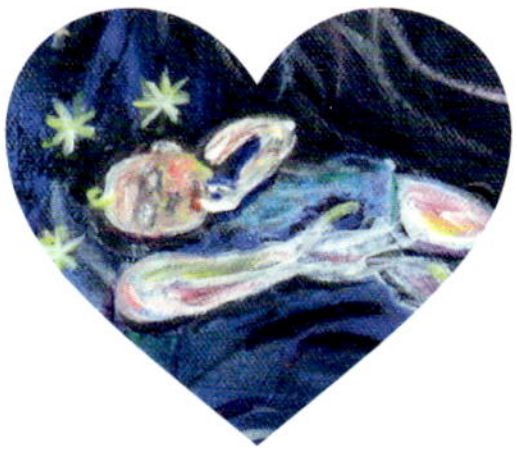

Geburtsbegleiter Mann

»Du bist die Göttin!« Dieser Satz gilt uneingeschränkt für die Monate der Schwangerschaft und erst recht für die Stunden der Geburt und Tage im Wochenbett. Dein Mann kann dir keinen größeren Gefallen tun, als dir zu helfen, in diese Selbstwahrnehmung zu kommen. Nimm es also an, wenn er dir schon während der Schwangerschaft durch sein Verhalten und seine Worte vermittelt, wie wundervoll, schön und liebenswert du bist. Lass ihn spüren und sprecht darüber, dass es vor allem auch seine Liebe sein wird, die dich und das Kind behütet durch den Geburtsprozess gleiten lassen wird.

Nimm ihm seine Ängste und erklär ihm, dass seine mitfühlende, empathische Anwesenheit dir Vertrautheit und Sicherheit vermitteln und dass es auf sein Agieren bei der Geburt überhaupt nicht ankommt. Frag ihn, ob er sich seiner selbst bewusst ist und dich stützen und unterstützen kann, aber dabei dennoch ganz zurückgenommen und passiv bleiben kann. Du wirst intuitiv spüren, ob die Anwesenheit deines Partners dem Geburtsprozess förderlich sein wird.

Viele Frauen scheuen sich, dem Körper im Beisein ihres Partners freien Lauf zu lassen – etwa aus Scham, vor ihrem Partner zu pupsen. Das darf kein Tabu sein – denn Geburt ist nun einmal ein Ausscheidungsvorgang, und auch zu anderen Ausschei-

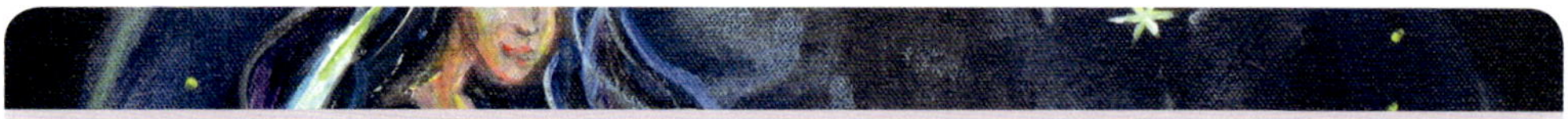

Wegweiser »Liebender Partner«

Es ist die hohe Kunst des aktiven Nichtstuns, die werdende Väter erlernen müssen, wenn sie ihre Frauen wirklich unterstützen möchten. Das Bedürfnis des werdenden Vaters nach Sicherheit und die Antworten auf all seine *Was-ist-wenn-Fragen* muss er zurückzustellen lernen, zugunsten der Entwicklung eines Urvertrauens, das für seine Partnerin und den Geburtsverlauf essenziell ist.

Der Partner übernimmt alle Aufgaben im Außen und sorgt für einen möglichst ungestörten Ablauf des Geburtsgeschehens und eine behagliche Stimmung nach den Wünschen seiner Frau. Er versorgt sie mit Wasser während der Geburt und hilft ihr, wieder entspannen zu können, wenn sie der Geburtsprozess aufwühlt. Aktiv kann er sie unterstützen, indem er mit ihr ausatmet und ihr körperlichen Halt gibt. Was genau er tun kann, hängt von den Bedürfnissen der Frau, seiner Bereitschaft und dem individuellen Verlauf der Geburt ab. Für die Geburt gibt es keinen Fahrplan, der – erstens, zweitens, drittens – zu erledigen ist. Geburt erfordert Geduld und Zurückhaltung aus Respekt vor den urgewaltigen Abläufen – auch aufseiten des Vaters.

Der Partner ist insbesondere auch in den Minuten, Stunden und Tagen nach der Geburt gefragt. Er kann einen Segensspruch für das gerade geborene Kind sprechen oder es sogar selbst abnabeln. Vor allem geht es darum, die Stille und Heiligkeit der ersten Stunden zu schützen, damit die neue Familie ungestört zueinanderfinden kann. Fotos sollten erst einmal tabu sein. Der Mutter und dem Kind so nah wie möglich zu sein, ist jetzt für die Bindungsfähigkeit des Vaters ebenso wichtig. Er kann also ruhig das Hemd ausziehen und das Neugeborene auf die nackte Haut legen und so Kontakt aufnehmen. Und auch noch die nächsten Wochen sind Mutter und Kind auf die Fürsorge des Vaters und sein Einfühlungsvermögen angewiesen.

Die Geburt deines Kindes ist ein großer Moment in eurem Leben. Ein Moment, in dem du eine unbezahlbare Arbeit für das Leben vollbringst. Es ist ein Moment außerhalb von Zeit und Raum. Das Bewusstsein um diesen magischen Moment kann dir wahre Erfüllung bringen, sodass du dein Kind auf einer Welle der Freude ins Leben schicken kannst. Ein Leben, das so startet, entwickelt sich aus unzähligen Momenten der Lebensfreude. Statt aus Leid und Schmerz, ist dein Kind aus Vertrauen und Hingabe geboren. Hat dein Partner dieses Geheimnis der Geburt verinnerlicht, wird er zum wertvollen Geburtsbegleiter für dich, der nicht mehr mit dir mitleidet und dich damit im Schmerz festhält, sondern mit dir mitfühlt. Seine Herzöffnung trägt zur Öffnung deiner Gebärmutter bei.

dungen kann es dabei kommen, ja sie sind für die Geburt sogar förderlich. Zwischen euch sollte es keine Tabus geben. Wenn du lieber ohne Partner gebären möchtest, wofür es gute Gründe geben kann, so trau dich, dies zu sagen. Das ist vollkommen legitim und für den Geburtsverlauf auch nicht negativ. Im Gegenteil: Studien deuten darauf hin, dass sich die Geburtsdauer bei Anwesenheit der Männer um einige Stunden länger hinzieht. Tabus und ungeklärte unbewusste Konflikte könnten dafür eine Erklärung sein. Natürlich sei auch deinem Partner freigestellt, sich gegen ein Beisein bei der Geburt auszusprechen.

Geburt war jahrhundertelang reine Frauensache. Wenn sich dies nun geändert hat, dann doch zum Wohle aller – und nicht unter dem Druck falscher Erwartungen. Dein Mann kann durch die elementare Geburtserfahrung innerlich jedenfalls nur wachsen. Dich, seine Frau, in deiner vollen urgewaltigen Weiblichkeit zu erleben, wird ihm einen neuen Blick auf seine Männlichkeit ermöglichen. Und das erste Lächeln seines Kindes gleich nach der Geburt miterleben zu können, ist einfach unbezahlbar. Es besitzt die Kraft, Herzen zu öffnen. Eine gemeinsam erlebte Geburt stärkt eure neue Einheit aus Vater, Mutter und Kind.

Es ist ein großer Gewinn für euch als Paar, wenn dein Partner anwesend ist und sich als Beschützer oder Hüter der Geburtssituation begreift. Dafür muss er lernen, sich deinen Bedürfnissen unterzuordnen, so wie du dich den Wellen und Geburtsanforderungen unterordnen musst. Er ist der Fels in der Brandung, der Vertrauen ausstrahlt, wenn du vorübergehend *aus dem Flow* gekommen sein solltest. Seine Anwesenheit ist kein Selbstzweck, sondern klar zu deinem Wohl. Diese Rolle auszufüllen, fällt ihm leichter, wenn er über das Fachwissen zur Geburt hinaus auch fähig ist, sich in deine Erfahrungswelt einzufühlen. Geburt ist für ihn letztlich wie ein Tanz, dessen Schritte er nicht kennt und den du nur unbeschadet und mit Freude erleben kannst, wenn er dir in allen Punkten bedingungslos die Führung überlässt und dir nicht auf die Zehen tritt.

Dein Erleben kann intensiver und schöner werden, wenn er dich immer wieder seine Liebe und Wertschätzung emotional und auch körperlich spüren lässt, denn das Hormon *Oxytocin* wird verstärkt produziert, wenn du dich geliebt fühlst. Lasst euch das Thema der sexuellen Stimulation offen, je nachdem wie du dich fühlst. Liebe ist das verbindende Element zwischen dir und deinem Partner, dir und deinem Kind, dir und deinem Körper, dir und deiner Weiblichkeit. Dies ist der goldene Weg, auf dem du sicher durch die Geburt kommst. **Bewusstheit und Liebe machen die Geburt auch für deinen Partner zu einer außergewöhnlichen und heilsamen Erfahrung.**

Äußerer Geburtsraum

Du kannst deine innere Öffnung bis hin zum Eintritt in den heiligen Geburtsraum unterstützen durch eine bewusste Gestaltung des äußeren Geburtsraumes. Die äußere Umgebung hat großen Einfluss auf das innere Erleben. In traditionellen Gesellschaften fanden Geburten an Kultstätten statt, um dem heiligen und schützenswerten Vorgang einen würdigen äußeren Rahmen zu geben. Dieser heilige Kontext von Geburt ist in der westlichen Welt vollkommen verloren gegangen. Kreißsäle sind wenig inspirierend. Als Grund kommt oft das Argument, dass alles, was der Mutter eine schöne Erfahrung ermöglichen würde, dem Kind schaden könnte. Das Gegenteil ist wahr. So werden nur die Risiken einer Geburt betont, statt die Heiligkeit des Moments in den Mittelpunkt zu stellen.

******

Auch wenn sich inzwischen die Erkenntnis durchgesetzt hat, dass Frauen für die Geburt eine beschützte und behagliche Atmosphäre brauchen und sich auch in Krankenhäusern durchaus etwas in diese Richtung getan hat, fehlt dennoch das äußere Zeichen, dass es sich hier um einen wundervollen, heiligen Moment im Leben eines Menschen handelt, nämlich seine Geburt. Einen *Heiligen Raum der Geburt* zu gestalten, meint, dass du dich im Schutz dieses Raumes geborgen fühlst. Es geht nicht darum, einen neuen Kult zu entwerfen, sondern darum, den Geburtsort individuell so zu gestalten, damit er möglichst viel Kraft für dich ausstrahlt und du dich vertrauensvoll öffnen kannst.

******

»Wie im Innen, so im Außen«, ist ein universelles Gesetz, das du durch eine bewusste Gestaltung des Geburtsraumes für dich nutzen kannst. Überleg dir, wie du deine Geburt innerlich erleben möchtest – bestärkend und beschützt, kraft- und freudvoll? Dann gestalte auch den Geburtsraum so, dass er diese Eigenschaften für dich ausstrahlt. Geburt ist ein sehr intimer Vorgang, trau dich, deine Persönlichkeit und Vorlieben auch im Geburtsraum auszudrücken, damit du dich nicht nur in dir, sondern auch im Außen behaglich fühlst.

Die Beschäftigung mit dem äußeren Rahmen des Geburtsraumes kann dir in den letzten Wochen vor der Geburt außerdem helfen, dich auf das Wesentliche zu konzentrieren. So kannst du die Energie der um die Geburt kreisenden Gedanken sinnvoll auf eine positive und stärkende Weise kanalisieren. So minderst du die Gefahr, von deinen Gedanken, die verständlicherweise um die Geburt kreisen, tyrannisiert zu werden; vielmehr dürfen sie für dich heilsam werden.

Wegweiser »Heiliger Geburtsraum«

Wie kann aus einem sterilen Raum ein Ort der Stille und Kraft werden, der die Besonderheit und Heiligkeit einer Geburt widerspiegelt?

Vorab empfiehlt sich stets eine energetische Reinigung der Räume mit einer Salbei-Räucherung, um alte Energie zu vertreiben. Dem Kreuz der Kraft sollte, wenn möglich, Vorrang vor dem christlichen Kreuz, dem Kreuz des Leidens gegeben werden. Das Kreuz der Kraft ist an keine Religion gebunden, sondern entspringt der ursprünglichen Kraft von Mutter Natur.

Ebenso unterstützend sind alle weiblichen Kraftsymbole, wie etwa die Venusblume und das *FlowBirthing*-Ei, die – im Raum aufgehängt oder auf Decken und Tücher gedruckt – das Bewusstsein hochhalten und helfen, den Weg einer Geburt in Freude beizubehalten.

Platziere statt einer Uhr eine große weiße Geburtskerze in Sichtweite. Sie nimmt den Zeitdruck von dir und spendet zusätzlich Kraft, wenn du die Flamme während einer Welle fokussierst. Ideal für die Atmosphäre des Raumes ist ein abgedunkeltes Licht in gedecktem Rot. Es wird dir sicherlich leichter fallen, dich in dich zurückzuziehen, wenn das Licht abgedunkelt ist. Eine sehr stimulierende Idee wäre ein farbenwechselndes Licht in einer Ecke. Die Farben symbolisieren die Lebensfarben und den Weg der Öffnung.

Sehr förderlich sind auch Edelsteine, wie etwa Rosenquarz oder Bernstein in Form von Handschmeichlern, die du während einer Welle drücken kannst. Sie geben dir Halt und teilen ihre heilvolle Energie mit dir. Sie bringen dich mit Mutter Erde in Verbindung. Auch ein Zimmerbrunnen mit fließendem Wasser könnte im Geburtsraum stehen. Plakate von Bäumen oder Wiesen geben einen Blick auf die Natur frei, um durch die Schönheit und Kraft der Natur in eine gewisse Leichtigkeit zu kommen. Und ein Strauß weißer Rosen ist ein schönes Zeichen, um die Liebe als das tragende Element der Geburt im Bewusstsein zu halten.

Dies sind natürlich nur Vorschläge und Anregungen. Nur du allein kannst entscheiden, wie du den Geburtsraum gestalten möchtest und wie weit du deinem Inneren im Außen Ausdruck verleihen möchtest. Wenn du nicht zu Hause oder im Geburtshaus gebären möchtest, informiere dich bitte im Vorfeld, welche Gestaltungsmöglichkeiten die jeweilige Klinik den Paaren zugesteht.

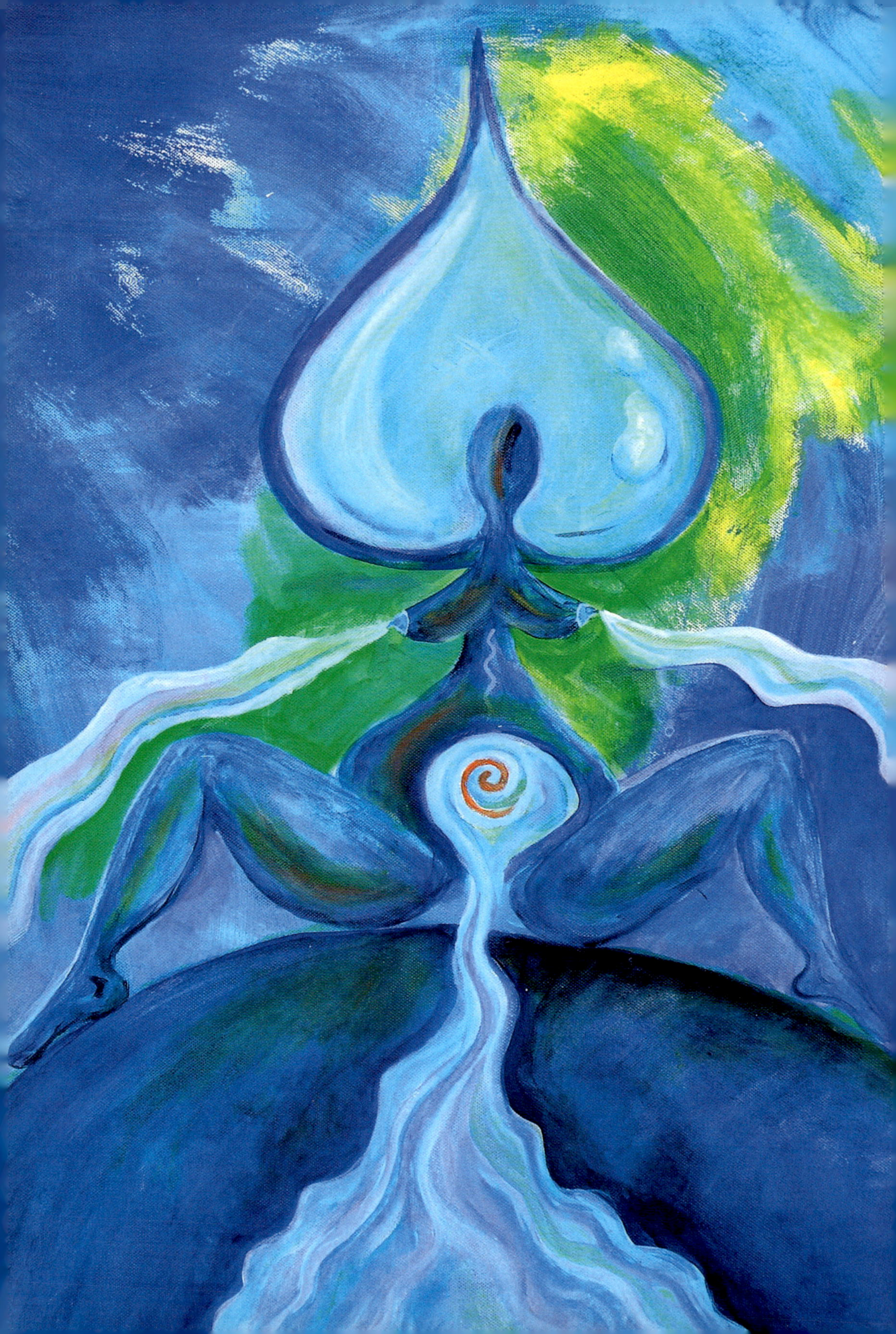

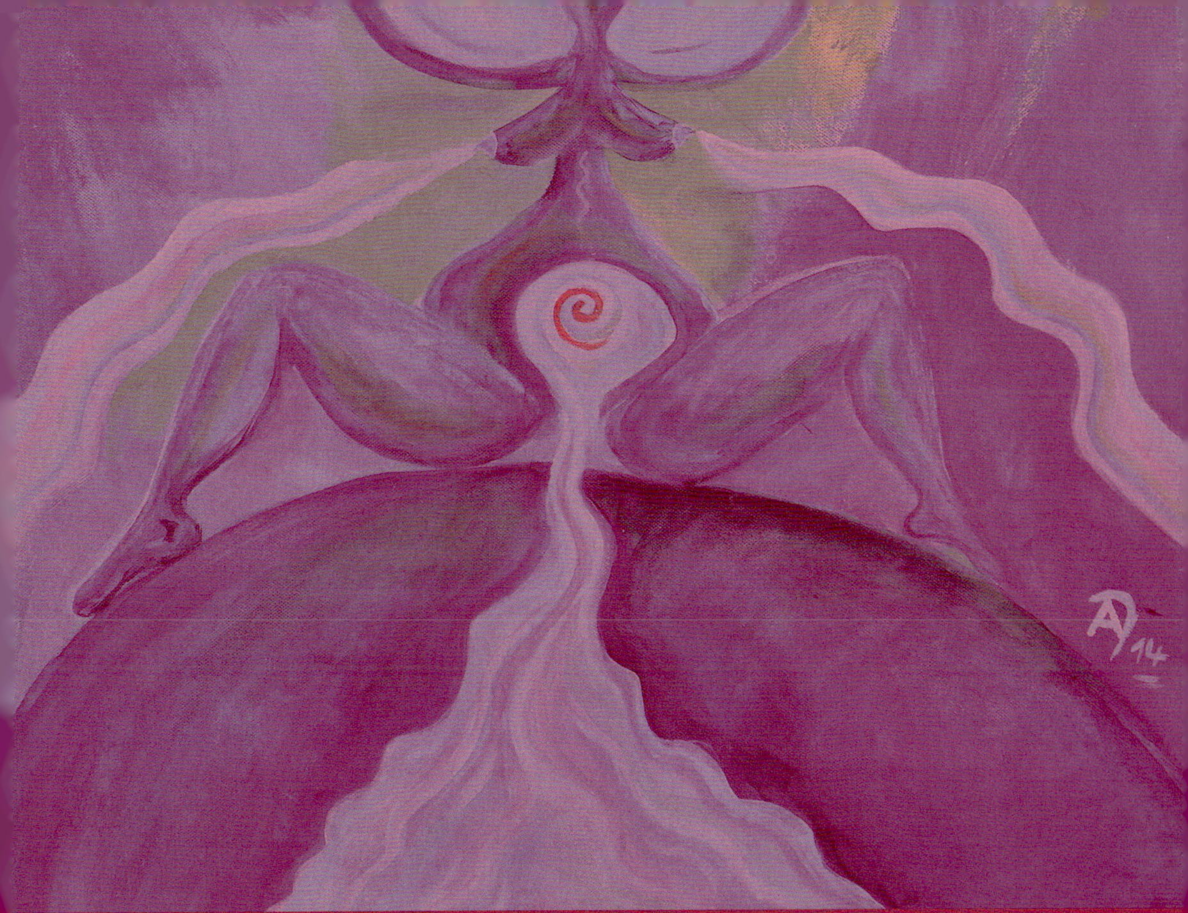

Egeria

Egeria wurde in der römischen bzw. etruskischen Mythologie als weissagende Geburtsgöttin verehrt (lat.: *egerere* bedeutet *heraustragen*). Um leichter zu entbinden, brachten schwangere Frauen Weihegaben zu dieser Schutzgöttin der Geburt. Diese sprach für die neugeborenen Kinder Orakel. Als Wassergöttin war Egeria dafür verantwortlich, dass Kinder in den Fluss des Lebens kommen, also dass sie auf ihrem Fruchtwasser gut aus dem Mutterleib in die Welt hinausschwimmen, und auch dafür, dass die nährende Muttermilch gut fließt.

Bewusstsein für die weibliche Urkraft

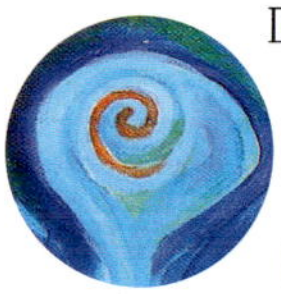

Die Geburt verweist auf den heiligen Raum in jeder Frau, in dem sie ihre wundervolle Fähigkeit, Leben zu schenken, in Freude und Liebe entfalten kann. An diesem magischen Ort erschließt sich dir dein segensreiches Wesen als Frau, und du lernst, deine Fähigkeiten intuitiv, kraftvoll und dankbar einzusetzen. Du erkennst, dass Gebären nicht irgendeine Arbeit ist, es ist **die** Arbeit des Lebens, es ist schlicht eine göttliche Arbeit. Gebären ist ein urgewaltiger körperlicher Prozess, der durch sein Vordringen in die Tiefe des menschlichen Seins und durch den Körper hindurch gleichzeitig auch dieser Welt enthoben ist. Geburt ist gerade aufgrund seiner tief empfundenen Körperlichkeit ein heiliger, da mit jeder Faser des Körpers lebensbejahender Vorgang.

Spür in dich hinein, wie es sich anfühlt, wenn du dir bewusst wirst, dass durch dich gerade neues Leben entsteht. Fühlst du dich nicht schlagartig im guten Sinne erhöht und inspiriert? Durch die Geburt wird jeder Frau Gnade zuteil – und dies ist es, was uns Menschen in Wahrheit berührt. Schwangerschaft und Geburt öffnen Frauen ein Fenster, aus dem heraus universelle Prinzipien erkennbar werden. Indem Frauen bei der Geburt den kreativen Schöpfungswillen des Lebens in sich fließen lassen und die tiefen Empfindungen zulassen, werden sie für ihre segensreiche Arbeit mit einem Kind beschenkt.

Der Zauber der Geburt liegt darin, dass du Zugang zu deinem wahren Wesen erfahren kannst, wenn durch dich die Urkraft der Schöpfung fließt. Mit dieser gestaltenden Kraft des Universums ist jede Frau qua Frau sein verbunden, egal ob jung oder alt, ob mit oder ohne Kinder. Deswegen üben schwangere Frauen eine so große Faszination auf viele Menschen aus. Als Schwangere bist du Ausdruck puren Lebens. Die Schöpfungsenergie wirkt durch dich und das ermöglicht ein Erleben der Schöpfung als Ganzes.

Wandel als Prinzip des Lebens

Die unmittelbare Erfahrung und potenzielle Möglichkeit des Gebärens unterscheidet Frauen von Männern. Beim Zeugen eines Kindes sind beide Geschlechter beteiligt, Leben hervor- bzw. in die Welt bringen kann nur der weibliche Körper. Die Fähigkeit zu gebären ist ein Geschenk, ein Schatz, den es für dich durch ein bewusstes Durchleben der Schwangerschaft und Geburt zu bergen und ans Licht zu holen gilt. Diese Erkenntnis ist für dich, für dein Kind, ja für die ganze Erde, von unschätzbarem Wert. Durch die Fähigkeit zu gebären trägst du das Prinzip des Lebens in dir. Das weibliche Lebensprinzip ist der wiederkehrende, ewige Kreislauf von Werden, Vergehen und Neubeginn. Diese Kraft der Transformation wirkt bei der Geburt, zeigt sich in jedem Monat durch die Menstruation und vollzieht sich für alle sichtbar in den Monaten der Schwangerschaft.

Wegweiser »Wasser als Kraftquelle«

Wassergeburten kamen nach 1960 von Russland aus nach Europa. Wenn du dir eine Wassergeburt vorstellen kannst, was viele Frauen als sehr erleichternd empfinden, dann sei dir dessen bewusst, dass es bei der Geburt in erster Linie darum geht, sich fallen lassen zu können. Wenn du also bisher wenig Kontakt zu Wasser hattest und dir das Element fremd ist, wirst du dich wahrscheinlich auch während der Geburt dort nicht gerade wohlfühlen. Viele Frauen möchten zur Geburt in die Wanne und gehen dann doch wieder ins Trockene, da ihnen der Kontakt zum Boden vertrauter ist. Wenn du also im Wasser gebären möchtest, was sehr viele Vorteile hat, dann halte dich schon während der Schwangerschaft so oft wie möglich im Wasser auf.

Solltest du nicht der Typ für Wassergeburten sein und dennoch die Kraft des Wassers in dir wirken lassen, so reicht dafür schon der Kontakt mit Wasser aus. Spaziergänge am Fluss entlang oder auch nur ein bewusstes Händewaschen, bei dem du wahrnimmst, wie sich fließendes Wasser auf deiner Haut anfühlt.

📖 Birgit Baader: *Die Wiederentdeckung des weiblichen Weges*. Tologo Verlag, Leipzig 2014
💻 www.waterbirth.org

Deine Aufgabe ist es, im Geburtsprozess diese Kraft frei fließen zu lassen. Aus dem Wasser hat sich alles Leben entwickelt. Die Erde, der blaue Planet, ist zu zwei Dritteln mit Wasser bedeckt. Der Mensch besteht zu einem Großteil aus Wasser. Das Kind wächst im Fruchtwasser heran. Wasser, so wissen Forscher heute, ist der Urträger aller Information des Lebens. Ein Tropfen Wasser enthält bereits die Information des ganzen Gewässers.

Wasser, Leben, Geburt und das Wesen der Frau sind untrennbar miteinander verbunden. Der Kontakt mit Wasser stärkt die archaischen Kräfte in jeder Frau und bereitet sie unbewusst auf den *Flow* vor, auf das Kommen und Gehen der Wellen. Wasser ist eine passive Kraft. Scheinbar mühelos und leicht fließt Wasser und setzt dabei doch so enorme Kräfte frei, dass auch der härteste Stein vom Wasser ausgehöhlt wird. Und genau diese kraftvolle Passivität ist der Motor, der eine Geburt *ins Fließen* bringt und antreibt. Wasser ist das Urelement des Lebens. Leben selbst ist ein beständiger Fluss, ein Zyklus aus Werden, Vergehen, Neubeginn. Während deiner Schwangerschaft und Geburt bist du als Frau unmittelbar an diesen Lebensfluss angeschlossen.

Kraft der Erfahrung des »All-eins-Seins«

Es gibt kein Getrenntsein, weder von Mutter Erde noch von den verschiedenen Lebensformen auf der Erde noch von der Schöpfungsenergie. Daher ist die Vorstellung von Geburt als *Trennungsprozess* ja so folgenreich und schmerzhaft. Verstehst du Geburt hingegen als Verbindungsarbeit, indem du immer tiefere Schichten deines Selbst miteinander verbindest und in Einklang bringst, desto mehr wirst du getragen von deiner ureigenen Kraft.

Eine Kraft, die dem Zulassen der Erfahrung des *All-eins-Seins* entspringt. In diesem Moment bist du eins mit dir, deinem Kind und der Schöpfungskraft, die durch dich wirkt. Der spirituelle Moment der Geburt ist die Erfahrung, dass du in Wahrheit eben nicht allein bist, sondern all-ein mit der Schöpfungskraft, die durch dich fließt, um neues Leben zu gebären. Deine Kraft steht dir offen in dem Moment, in dem du bereit wirst, die innerliche Geburtsreise allein anzutreten.

Es ist fast schon perfide, dass Frauen diese Deutung des *All-eins-Seins* auch dadurch verloren haben, als sie gezwungen wurden, in völliger Alleingelassenheit hilflos zu gebären. Allein und bei sich zu gebären bedeutet nicht, ausgesetzt zu sein, sondern ist vielmehr eine klare Vorgabe, Geburt in einem geschützten Rahmen stattfinden zu lassen. Denn nur, wenn du dir im Außen absolut sicher sein kannst, kannst du die Kontrolle abgeben, um dich in dir zu versenken. Die Erfahrung des *All-eins-Seins* ist für uns moderne Menschen, die wir uns ständig in Gegensätzen erleben und alles in Bereiche zergliedern, um die Komplexität des Lebens in Ansätzen begreifen zu können, sonst nur durch langjährige Meditationserfahrungen und tiefe spirituelle Einsichten möglich. Bisher ist dies nur wenigen bedeutenden spirituellen Führern ganz gelungen. Frauen sind so gesehen begnadet, da sie diese herausragende Erfahrung durch ihre Fähigkeit zu gebären mit jeder Faser ihres Körpers machen dürfen.

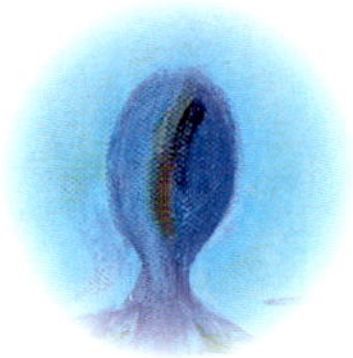

Durch die Geburt sind Frauen direkt an die Urquelle des Lebens angebunden und dadurch zu tiefem spirituellem Erleben fähig. Die Begegnung mit der Urkraft lässt jede Frau unbegrenzte Freude und Seligkeit erleben. Dies zeigt sich in den Emotionen nach der Geburt, und es ist bereits während der Geburt zu erleben, wenn du dich für dieses Bewusstsein öffnest. Denn nur, was du dir an Bewusstheit und Erfahrungshorizont zugestehst, kann sich auch zeigen und manifestieren.

Wissen um die Urmutter

Geburt ist ohne das Wirken der urgewaltigen Schöpfungskraft auf natürlichem Wege nicht möglich. Daran zeigt sich, dass das Urweibliche unmittelbar an das Göttliche angebunden ist. Während der Geburt bist du eine Göttin! Du bist die Tochter der Urmutter, jene Größe im Universum, aus der alles Leben hervorgegangen ist. Die Urmutter ist der Anfang und das Ende, das Alpha und Omega des Lebens. In Form der dreifachen Göttin wird sie seit Urzeiten in allen Teilen der Welt verehrt. Ihr wurde von allen Frauen auf der Welt gehuldigt, sie kennt also keine kulturelle, regionale Beschränktheit, sondern ist universal gültig. Und genau daraus bezieht und speist sich auch heute noch die große Faszination der dreifachen Göttin. Etwas, das überall auf der Welt präsent war, lässt sich nicht einfach ignorieren.

Wegweiser »Dreifache Göttin«

Alle Göttinnen, die eine Dreifaltigkeit ausdrücken, sind Abbilder der einen Urmutter. Du erkennst sie in allen Kulturen an ihren drei Farben, den Urfarben des Lebens: weiß, rot und schwarz. Im Kult der dreifachen Göttin, die im Einklang mit dem ewigen Lebenszyklus steht, drückt sich die Verehrung des Lebens an sich aus. Die alten uns bekannten Kultstätten auf der ganzen Welt waren stets Stätten zur Verehrung der Urgöttinnen bzw. der Urmutter. Und so wurden nahezu alle alten keltischen Kultplätze in Europa, einst Wallfahrtsorte von großer religiöser und spiritueller Bedeutung, umgewandelt zu katholischen Wallfahrtsorten. Auffällig daran: In den Wallfahrtsorten wird stets die Mutter Maria verehrt – und sie ist es, die Wunder wirkt. In der Marienverehrung hat also die ursprüngliche Verehrung der dreifachen Göttin überlebt.

Eindrücklich nachzuvollziehen ist dies etwa in Altötting, einem seit 2.500 Jahren existierenden Naturheiligtum der kosmischen Mutter und nun Wallfahrtsort der »Schwarzen Madonna«. *Kirsten Armbruster* (geb. 1956), als Patriarchatskritikerin bekannt, stellt fest: »Nicht die Magd des Herrn, die seinen Sohn geboren hat, sondern die Alt-Göttin, die uralte Tod-im-Leben-Göttin, diejenige, aus der alles Leben geboren wird, und diejenige, zu der alles Leben zurückkehrt«, wird dort verehrt. Würde das G nach vorn geholt, dann bekäme der Ort ihrer Ansicht nach wohl seinen wahren Namen zurück, nämlich »Alt(e)-Göttin«.

Petra Horni-Dereani: *Geboren im Schutz der großen Göttin.* Druids-Equipment, Bad Bleiberg (A) 2008
Vera Zingsem: *Göttinnen großer Kulturen.* Anaconda Verlag, Köln 2010

www.artedea.net

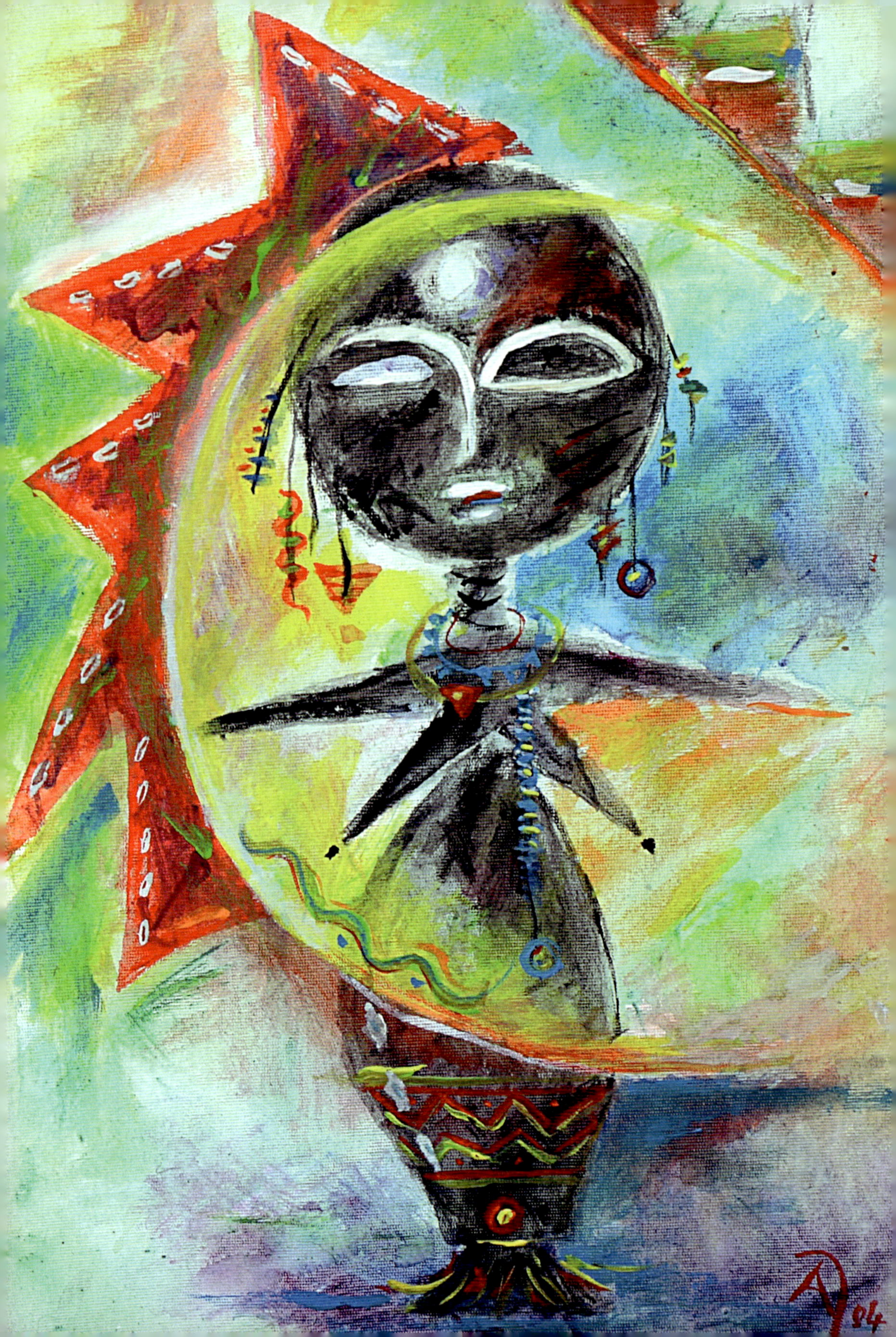

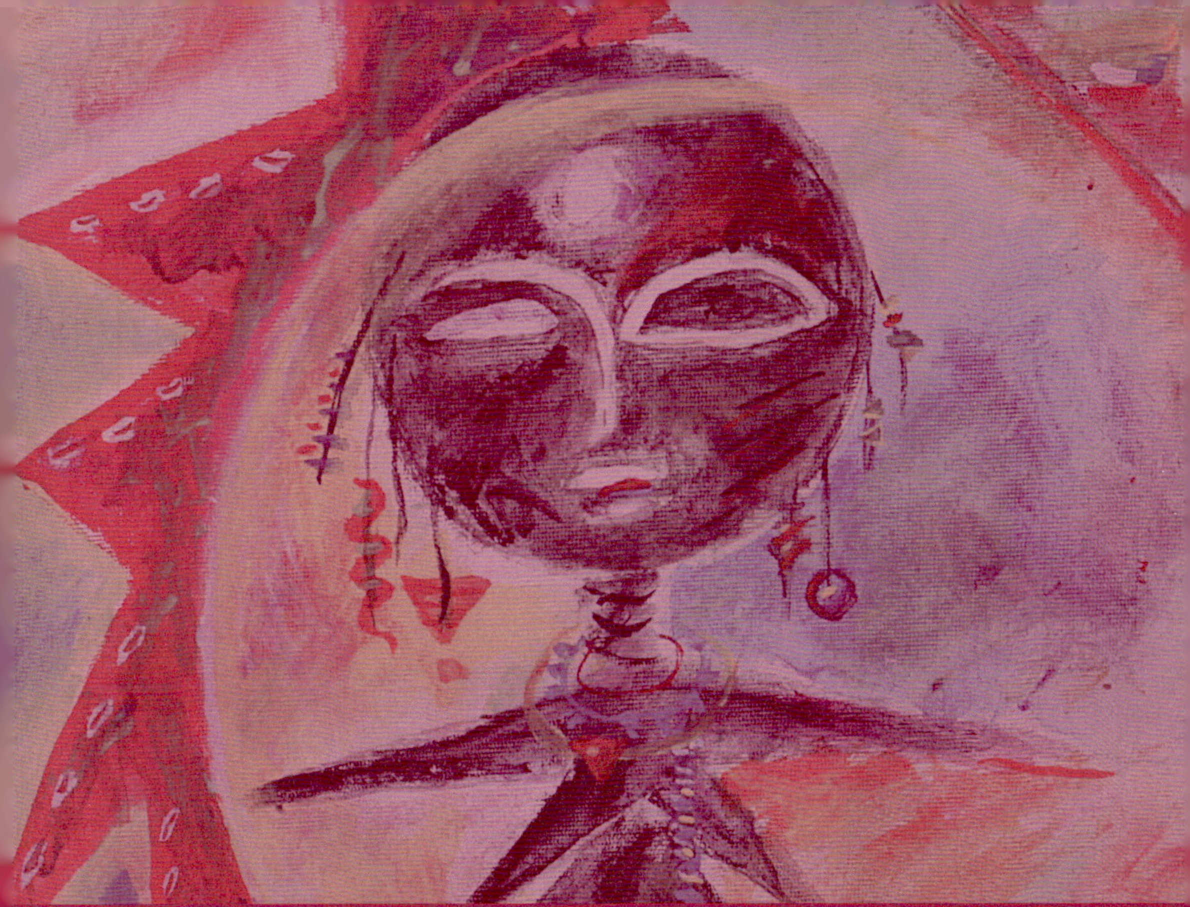

akua'ba

In Ghana sind Fruchtbarkeitspuppen bekannt, die der Göttin *akua'ba* nachgeformt sind. Sie soll Frauen ihren Wunsch nach Fruchtbarkeit, Schwangerschaft und einer komplikationslosen Geburt erfüllen.
Nachdem eine solche Puppe von einer Priesterin geweiht wurde, wird sie von Frauen am Körper getragen und wie ein richtiges Kind gepflegt.
Der Tradition nach tragen vor allem Frauen mit Kinderwunsch eine akua'ba auf dem Rücken. Bei bereits schwangeren Frauen soll das Tragen dieses Göttinnensymbols dazu beitragen, dass das Kind gesund und schön wird.
Nach der Geburt wird die akua'ba-Figur entweder der Göttin geweiht, auf einen Altar oder Schrein gestellt oder einem Mädchen als Spielzeug gegeben.

Für die Geburt ist es sehr heilsam, wenn du dich in deiner Urweiblichkeit als göttlich verstehst. Durch eine bewusste Geburt können sich Frauen diesen wesentlichen Teil ihres Selbst wieder erschließen und die weibliche Urkraft in sich wiederbeleben. **Welche Kraft würde dir zufließen, wenn du die Verbindung mit dem Göttlichen für dich wieder annehmen könntest, bei der Geburt, aber auch in deinem Leben!**

******

Die Wiederentdeckung alter Göttinnen und ihrer Wirkkraft, wie sie in diesem Buch teilweise abgebildet sind, führt zurück zum Ursprung und kann dir eine Brücke bauen, wieder mit dem Herzen zu sehen und ins tiefe Vertrauen zu finden. Vertrauen als Ausdruck des Sich-uneingeschränkt-aufgehoben-Fühlens, des Wissens um die Verbundenheit aller Lebensformen ist der Schlüssel zur weiblichen Urkraft. Spring über deinen Schatten und öffne dich für das Urvertrauen, die weibliche Urkraft. Du wirst nicht nur mit einer kraftvollen, wundervollen Geburt belohnt werden. Dich erwartet auch ein neuer Blick auf das Leben. Für die Geburt ist es unerheblich, ob du das Göttliche in einer Weltreligion, in der universellen Schöpfungsenergie oder in den Urkräften der Natur ansiedelst. Das grundsätzliche Bejahen einer göttlichen Sphäre kann dir helfen, dich für die Geburt zu zentrieren. Voller Vertrauen in die Schöpfungskraft, in das Leben, in dich, kannst du alles, was während der Geburt auftaucht, annehmen und dich unbelastet öffnen.

Moderne, aufgeklärte Menschen tun sich schwer mit dieser Sichtweise. Und doch wächst die Zahl derer, die spüren, dass es mehr gibt zwischen Himmel und Erde, als

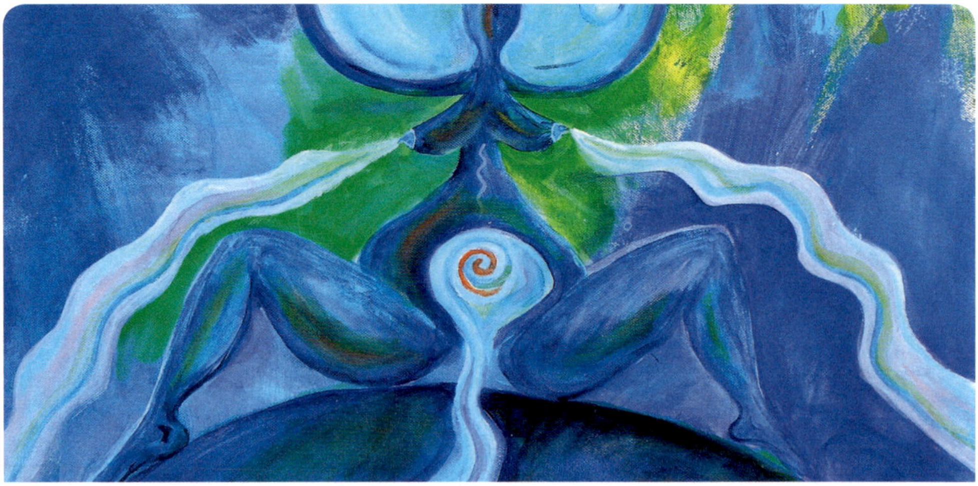

uns unser Denken erschließt. Führende Wissenschaftler sagen, dass sie am Ende langer Forschungen doch immer wieder auf die Frage nach einem göttlichen Ursprung der Welt stoßen. Vielleicht liegt der Mangel an Glauben und Vertrauen bzw. die fanatische Form des Glauben ja gerade daran, dass das Weibliche und die Erfahrung der Stärke der weiblichen Kraft durch die Geburt die letzten Jahrhunderte systematisch unterdrückt und verhindert wurde?

Haben die Menschen im Namen Gottes nicht vielleicht gerade deshalb so viel Unheil angerichtet, weil das Göttliche allein dem Männlichen zugeordnet und von Männern interpretiert wurde? Ist Religion, bzw. die Schnittstelle zum Göttlichen, nicht von Natur aus eine Domäne der Frauen, wenn man den Geburtsvorgang bewusst durchleuchtet? Werden sie vielleicht deshalb so systematisch aus den Eliten der Weltreligionen ausgeschlossen, damit sie ihre eigentliche Kraft nicht entdecken? Männer sind keineswegs die schlechteren Menschen, doch sie können das Göttliche eben nur mittelbar erfahren. Das Prinzip der Transformation und die Erfahrung des *All-eins-Seins* können sie sich aufgrund der körperlichen Bedingtheit nur willentlich erschließen, während es für Frauen durch die Geburt zum elementaren Erleben werden kann. Dein Verständnis von Weiblichkeit kann sich durch eine bewusste Geburtserfahrung von Grund auf wandeln.

Kraft der Transformation

Hast du dich noch nie gefragt, was eigentlich wirklich hinter der oft nur gedankenlos dahingesagten Phrase »Die Zukunft ist weiblich« für eine Kraft steckt? Nach einer bewussten Geburt im Vertrauen auf die weibliche Urkraft kennst du die Antwort. Sie ist so schlicht und einfach und gleichzeitig so revolutionär: Wandel kann wieder heilsam, Leben wieder heilig sein. Denn Entwicklungen nach dem urweiblichen Prinzip der Transformation werden nicht mehr zerstörerisch sein, sondern erneuernd und aufbauend. In jedem Ende ist bereits der Anfang enthalten. Wenn das Gefühl des *All-eins-Seins* durch die Geburt ins Bewusstsein der Frauen und damit ins Leben kommt, dann ist eine Welt der Achtsamkeit mit sich und anderen keine Utopie mehr, sondern in den Herzen und Köpfen der Frauen eingegrabene Realität.

Eine Wertschätzung für alles, was uns umgibt, basierend auf der körperlich erlangten Einsicht, dass alles miteinander verwoben ist, ermöglicht die Erkenntnis, dass man mit jeder Verletzung des anderen nur sich selbst verletzt. Die uralte Weisheit aus Hawaii: »Verletze niemanden, auch nicht dich selbst«, war das einzige Gebot der dem polynesischen Kulturkreis entstammenden weiblich geprägten Huna-Lehre, das das Zusammenleben der Menschen regelte. Eine Maxime, die dir heute noch dienlich sein kann.

Verdrängte weibliche Urkraft

Noch erscheint uns die Strahlkraft des Urweiblichen wie von einem anderen Stern. Manch einem mag das Prinzip des stetigen Wandels sogar Angst machen. Besitzstandswahrung scheint damit in Gefahr, Erreichtes kann dann nicht mehr festgehalten und kontrolliert werden. Doch nur so können wir im Einklang mit der Natur und im Fluss des Lebens leben – und letztlich als Menschheit überleben.

Der Segen des Weiblichen für die gesamte Menschheit war in den vorgeschichtlichen Gesellschaften omnipräsent. Das Weibliche

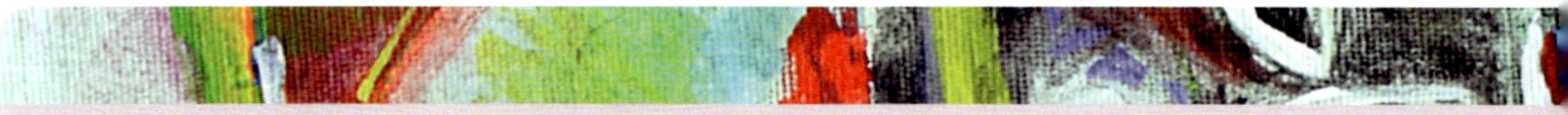

Wegweiser »Kraftvolle Symbole der Weiblichkeit«

Die Kraft von Symbolen ist den modernen Menschen oftmals fremd. Die meisten uns heute bekannten Symbole stammen aus der Urgeschichte der Menschheit, einer höchst kreativen Zeit der Zeichen und Symbole. Die uralten Symbole sind heilige weibliche Zeichen, die das Spirituelle mit dem Alltäglichen vereinen. Sie resultieren aus den Grenzübergängen des Lebens und enthalten noch heute eine außerordentliche Kraft. Unser Verständnis für ihre umfassende Bedeutung wurde unter dem Druck des rationalen Denkens geschwächt. Doch sie zu leugnen ist, wie einen wesentlichen Teil der Realität auszublenden. Wir leben seit Anbeginn der Zeit in einer Welt der Symbole. Die Welt der Symbole existiert nicht nur im Außen, sondern auch in uns. Seit Urzeiten stellen sie die Verbindung vom Sichtbaren zum Unsichtbaren her und sind somit Träger ungeahnter Kräfte und Wegweiser für tiefgründige Wahrheiten. Ohne Symbole würden wir uns in der Welt nicht zurechtfinden, sie verleihen dem Leben Sinnzusammenhang.

Hier werden einige Symbole vorgestellt, die besonders auf Frauen große Wirkung haben. Darüber hinaus existieren viele weitere. Sich damit zu beschäftigen, ist für jede Frau eine wahre Kraftquelle, denn es waren die Frauen, die in Urzeiten im Anwenden der Symbole magisch mit ihrer Urkraft umgingen. Die Kraft von einst steht noch immer allen Frauen offen. Auch dir! Für Schwangerschaft und Geburt können Symbole treue Freunde werden, die auf dem Weg in die Kraft und zum Kind begleitend und bestärkend wirken. Gehe kreativ damit um und lass dich von deiner inneren Stimme leiten: Male sie, meditiere darüber, hänge sie in Sichtweite auf, leg sie unter dein Kopfkissen, oder binde sie in deinen Alltag ein.

Petra Neumayer und Roswitha Stark: *Heilen mit Symbolen.* Mankau Verlag, 3. Aufl., Murnau 2014
Anna Cavelius: *Kraftquelle Weiblichkeit.* Koha Verlag, Burgrain 2011

war mit dem ewigen Lauf des Lebens von Werden und Vergehen assoziiert, die große Mutter und Mondgöttin stand in enger Verbindung zu allen Abläufen in der Natur. **Wie die Natur besaß das Urweibliche sowohl schöpferische als auch zerstörerische Kräfte der Reinigung und Transformation.**

Archäologen gehen davon aus, dass diese matriarchalen Gesellschaften in Frieden, Fülle und wertschätzendem Miteinander der Geschlechter lebten. Was nur wenige wahrhaben wollen: Die matriarchalen Gesellschaften gab es nicht nur in der Urzeit, sondern überall und auch noch viel später, etwa im alten Griechenland.

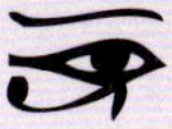

Das Udjat-Auge entstammt der ägyptischen Kunst und ist ein Symbol für Schutz, Kraft, Heil, Gesundheit, Leben und Glück. Darüber hinaus steht es für Öffnung und symbolisiert den offenen Muttermund. Wenn du dich auf das Symbol einlassen kannst, förderst du aktiv die Öffnung des Muttermundes. Nimm es mit zur Geburt und platziere es so, dass du immer wieder mental darin eintauchen kannst. Du wirst sehen: Es kann wahre Wunder bewirken!

Im Kreuz der Kraft als Ursymbol des Lebens – im Einklang mit dem Kosmos und der Natur – drücken sich Verbundenheit, Zentriertheit, Heil und Glück und demnach die Abwesenheit von Leid und Schmerz aus. Damit ist dieses Symbol ein idealer Geburtsbegleiter. Hänge es, wenn möglich, an deinem Geburtsort auf. Es wird dir unendlich viel Kraft und Zuversicht schenken.

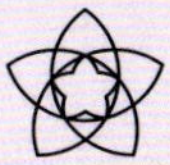

Ein neueres Symbol ist die Venusblume. Es ist ein Symbol der Bewusstseinsrevolution und hält das Bewusstsein einer Geburt in Freude hoch. Sie ist daher diesem Buch als Kraftzeichen vorgestellt, im Vertrauen darauf, dass es dir und allen schwangeren Frauen den Zugang zur weiblichen Urkraft und dem Wunder einer beglückenden Geburt erleichtern möge.

Die Wirkung von Symbolen hängt grundsätzlich davon ab, welches innere Gefühl jemand zu einem Symbol aufbauen kann. Jeder fühlt sich spontan zu einem anderen Symbol hingezogen. Wenn du die Kraft der Symbole nutzen möchtest, solltest du herausfinden, welches Symbol zu dir passt, da es ein spontanes Gefühl der Verbundenheit in dir hervorruft. Das können durchaus auch mehrere oder sogar eigene Symbole sein, die tief aus deinem Inneren entspringen.

Angelika Aliti (geb. 1946) zeigt in ihrem Buch »Die wilde Frau – Rückkehr zu den Quellen weiblicher Macht und Energie«, dass Kreta so eine Kultur war, auch wenn es die Archäologen des ausgehenden 19. Jahrhunderts in ihrer Verblendung nicht sehen wollten. Es wurden dort keine Wehranlagen gefunden, dafür spielten Tanz und Musik eine große Rolle. Es gibt keinerlei Hinweise auf Sklaverei oder Opferriten gleich welcher Art. Die Häuser hatten Kanalisation, die Kleider waren von anmutiger Eleganz.

Durch dieses weltbekannte Beispiel wird aus einer Theorie eine erfahrbare, nicht zu leugnende Wirklichkeit. Lass dich darauf ein, indem du die Seite der Wirklichkeit für dich innerlich zum Klingen bringst, und du hast die Chance, in den Tiefen deines Selbstverständnisses berührt zu werden. **Die Anerkennung der potenziellen weiblichen Macht auf der Welt und in dir wird deinen Selbstwert ungemein steigern!**

Im Wort *Macht* steckt noch das Morphem *Ma*, das weltweit Bedeutungsträger für das Mütterliche ist. Die alten Mütter kannten die Macht des Gebärens. Sie dienten als Gefäß und ließen die Offenbarung der Macht des Gebärens überfließen in die Macht von Symbolen und Zahlen und nutzen sie zur ganzheitlichen Heilung und zum Verständnis der Welt. Das Wirken des Weiblichen in der Welt war mit einem intuitiven Heilwissen verbunden, welches sich fundamental von der heute vorwiegend männlich geprägten westlichen Medizin unterschied. In dieser Zeit gab es noch keine Schriften, jedoch ein sehr komplexes Verständnis und Anwenden von Symbolen, welches auch nach der Einführung der Schriftzeichen fortbestand. Einige Symbole haben auch, oder trotz der Umdeutung der Religionen, bis in die heutige Zeit überlebt. Sie haben noch nichts von ihrer Kraft verloren. Sich mit diesen Symbolen zu beschäftigen, bringt ein Verständnis der ursprünglich weiblichen Magie, der allumfassenden Lebensweisheit von Frauen in unser Bewusstsein. Gerade für die Geburt gibt es einige sehr kraftvolle Symbole.

Wann der Machtwechsel – bis auf einige Ausnahmen – flächendeckend kam und warum, ist unklar. Es wird vermutet, dass das Ende der Muttergöttinnen mit den sich wandelnden Lebensverhältnissen der Menschen kam. Die Menschen wurden sesshaft, Besitz und Verteidigung dominierten zunehmend das Denken. Männer verstanden irgendwann auch ihren Anteil an der Zeugung und setzten dieses Wissen in ihrem Machtanspruch durch. Zur Festigung der Macht wurden die alten weiblichen Göttinnen abgelöst von – bisher nicht existenten – Göttern, die mit männlichen Eigenschaften ausgestattet wurden. Jahrhundertelang herrschten nun die männlichen Energien mit der Kraft der Sonne.

Das Negieren der weiblichen Kräfte führte zur systematischen Unterwerfung der Frauen. Ein Sich-ständig-behaupten-Müssen und die Angst vor Machtverlust waren der Preis, den Männer dafür zahlten. Die weltweit anhaltende Unterdrückung der Frauen, auch noch nach Jahrtausenden, bestätigt eindrücklich die Angst der Männer vor der Übermacht der Frauen bzw. weiblichen Urkraft. Anders ist der Wahnsinn, warum Männer, die ihr Leben einer Frau verdanken, Frauen erniedrigen und quälen, nicht zu verstehen.

Welche Folgen die männliche Vorherrschaft für den Verlauf der Weltgeschichte hatte, ist bekannt. Es entstand ein Ungleichgewicht der Energien, das weltweit ungeheures Leid verursachte. Wenn sich das Männliche als Verneinung des Weiblichen definierte und durchsetzte, dann musste dies zwangsläufig zu Zerstörung, Krieg und Dominanz durch Hierarchien und Ausgrenzung und Abwertung der Natur führen. Eine Umkehrung der Entwicklung ist nur durch die Wiederbelebung des weiblichen Prinzips möglich. Schon *Albert Einstein* betonte, dass Probleme nicht in den gleichen Denkstrukturen zu lösen seien, die zu ihrer Entstehung beigetragen haben. Was er nicht mitdachte bzw. aufgrund der vorliegenden Problematik nicht mitdenken konnte: Die Denkstrukturen der Menschen sind aufgrund der männlichen Dominanz der letzten Jahrtausende männlich geprägt. Ist somit die Frage des einflussreichen deutsch-amerikanischen Denkers *Erich Fromm* (1900–1980) nach »Haben oder Sein« gar keine Frage der Weltanschauung im klassischen Sinn, sondern eine Frage nach der Vormachtstellung von Mann oder Frau?

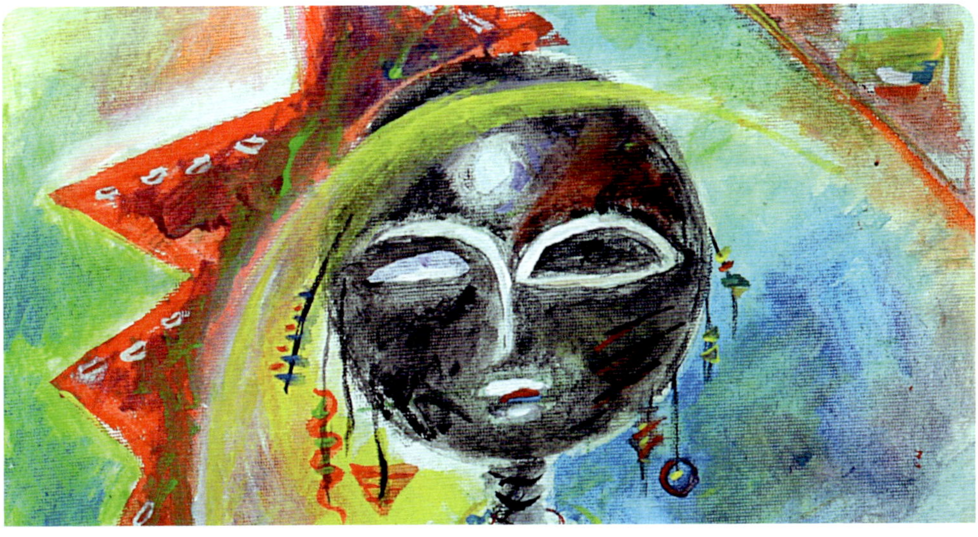

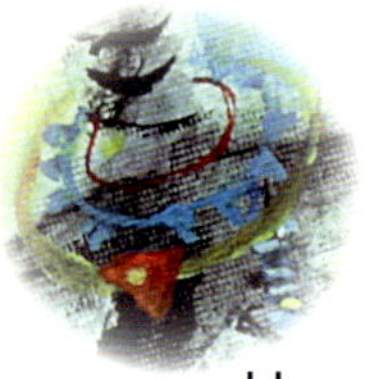

Urweiblichkeit als Spiegelbild

Wenn von einer *weiblichen Zukunft* die Rede ist, ist dabei nicht die Unterdrückung des Mannes gemeint im Sinne eines männlichen Verständnisses von Herrschaft. Es geht vielmehr um die Aufhebung der Blockaden und den Ausgleich der Energien und Polaritäten. Ein freies Fließen also, das alles in sich aufnimmt, wie dies für das Weibliche charakteristisch ist. Der Umschwung wird erreicht, wenn Menschen wieder fragen: Was können wir *für* und nicht *gegen* etwas tun?

Bisher sind sich nur wenige Frauen ihrer urweiblichen, transformierenden, göttlichen, das Leben in sich verkörpernden Energie überhaupt bewusst. Dies ist die Folge der Jahrtausende andauernden Verleugnung und Umschreibung der weiblich geprägten Urvergangenheit aller Menschen. Dies ist eine Art Gehirnwäsche, die ihren Anfang mit dem Siegeszug der Schriftsprache und damit der männlichen Deutung von Wirklichkeit nahm. Die Weltreligionen, und in Folge die Wissenschaft, systematisieren und professionalisieren die Verschleierung der Ursprünge, und durch die Ausgrenzung der Frauen von Herrschaftswissen und Mitsprache konnten sie dies auch so lange durchhalten.

Die Misere ist, dass Frauen zur Verortung ihres Selbstwertes nicht auf ihre Geschichte, ihre stärkenden Mythen zurückgreifen konnten und erst nach und nach den Dingen auf die Spur kommen. Doch wenn Kinder – in diesem Fall Mädchen – ohne Familiengeschichten, Erzählungen aus der Vergangenheit oder Vorbilder aufwachsen müssen, so stellt dies einen Frevel und eine Verletzung des Rechts eines jeden Menschen auf Kenntnis seiner Wurzeln dar. Dies betrifft auch die Männer. Denn auch sie beziehen ihr Selbstbild aus Wurzeln, die auf einem morastigen Boden statt auf Wahrhaftigkeit gepflanzt wurden, ohne dass uns dies all die Jahrhunderte überhaupt bewusst war. Kein Wunder, wenn alles aus dem Gleichgewicht gekommen ist und sich allerorten Leben in seiner verdrehten und entstellten, das heißt lebensverachtenden Form zeigt.

Wiederbelebte Kraft des Urweiblichen

So schlimm die Vergangenheit für viele Frauen auch gewesen sein mag, so viel Kraft erwächst den heutigen Frauen aus dieser Erkenntnis. Denn sie dürfen erfahren, dass ihre Kraft und Macht nicht im Außen entspringt. Sie brauchen sich nicht ängstigen oder auf die Einladung anderer warten, sondern finden freien Zugang zur ureigenen Macht in ihrem Inneren. All die Jahrtausende konnten dem Wesen der Frau, nämlich ihrer erhabenen Fähigkeit zu gebären, nichts anhaben. Damals wie heute liegt alle Weisheit in ihnen.

Durch eine bewusste Schwangerschaft und Geburt, mit der du dir selbst das Geschenk einer Geburt in Freude machst und damit die Verdrehung geraderückst, hast du als Frau die Macht in der Hand, jetzt das Zeitalter der Selbstvergessenheit und Blindheit für die Wahrheit hinter den Dingen zu überwinden. Du selbst kannst dir das Geschenk einer Geburt in Freude und Erfüllung machen und so dazu beitragen, dass die Verdrehung der Vergangenheit aufgelöst und in eine heilsame Erfahrung verwandelt werden kann.

Trau dich, das Vorhängeschloss vor deiner inneren Kraft selbstmächtig zu sprengen, um die Stellung einzunehmen, die das Leben für dich vorgesehen hat. Wenn du dich selbst zum Wurm machst, dann wundere dich nicht, wenn man auf dir herumtrampelt. Wenn du davon ausgehst, dass du keine eigene Kraft oder genügend Weisheit in dir hast und du dich vor den *Göttern in Weiß* klein machst, dann wirst du deine Kraft und damit den jeweils eigenen Geburtsweg auch nicht finden.

Vergiss nicht: Eins mit der weiblichen Urkraft dürfen sich die Dinge in Leichtigkeit und Freude entwickeln. Alles, was du für diese umwälzende Erfahrung brauchst: das Vertrauen an die weibliche Urkraft in dir und der aufrichtige Wille, mit dem neuen Bewusstsein eine neue (Geburts-) Kultur zu schaffen. *FlowBirthing* ist Wegweiser in eine neue Welt. Den Weg dorthin musst du selbst gehen. Mach dich auf, dich neu zu entdecken, nimm deine Verantwortung dankbar an und komm in deine Kraft. Das ist dein unverzichtbarer Beitrag, den Wandel zu bewirken, damit wie im Yin-Yang-Prinzip männliche und weibliche Kräfte gleich gültig wirken können.

Deine Kinder und Kindeskinder, Jungen wie Mädchen, werden unendlich dankbar sein, in einer Welt der Gleichwertigkeit und harmonischen Polarität aufwachsen zu dürfen. Einer Welt, in der Mann und Frau zuallererst als Menschen wahrgenommen werden, getragen durch die Einsicht, dass in jedem Menschen sowohl männliche als auch weibliche Energien fließen und jeder für die Gemeinschaft, allein durch sein Dasein, unendlich bereichernd ist, da er ein Teil der Schöpfung ist. Diese Vorstellung von der Welt ist urweiblich, da sie der Einheitserfahrung der Geburt entspringt. Dann vielleicht nähern wir uns einer Welt, in der kein Kind mehr unglücklich sein muss. Eine Vorbedingung für wahren Fortschritt und große Entdeckungen, wie es *Albert Einstein* einst sinngemäß formuliert und ersehnt hat. Am Anfang dieser Entwicklung steht die Entfesselung der weiblichen Urkraft und stehen – davon inspiriert – kraftvolle, heilige Geburten aus einer Welle der Freude. **Möge dir das zu deinem Wohl, zum Wohle deines Kindes und zum Wohle aller gelingen!**

Die Zeit ist reif

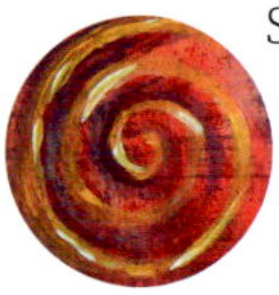

Schwangerschaft und Geburt ist eine ganz besondere, heilige Zeit im Leben einer Frau. Stelle dich und deine Bedürfnisse daher selbst-bewusst in den Mittelpunkt. Du erlebst Schwangerschaft und Geburt bewusst, wenn du dich auf den Weg machst, das Urweib in dir zu entdecken, und dich auf die Kraft, die dieser Selbsterkenntnis entspringt, mit Herz und Verstand einlässt. *FlowBirthing* ermutigt dich, die Kraft für eine natürliche, selbstbestimmte Geburt aus deinem Inneren zu holen und nicht im Außen zu suchen. Welchen Weg du auf deiner Geburtsreise auch nehmen magst, folge den Wegweisern, die dazu dienen, dein Selbst-Bewusstsein und deinen Selbstwert als Frau zu erhöhen. Lerne, genau hinzuschauen und deinen Empfindungen zu vertrauen.

Gut möglich, dass dein Blick weit zurückgehen muss, in die Vergangenheit und Untiefen deines Seins, um für die Zukunft und den Beginn eines neuen Lebens bereitzuwerden. Die Lösung einer neuen Geburtskultur in diesem Bewusstsein heißt: »Zurück in die Zukunft.« Das meint ausdrücklich nicht: »Zurück in die Vergangenheit und wie früher gebären.« Vielmehr verbirgt sich dahinter die Integration von altem Wissen und neuen Erkenntnissen. Diese führt heraus aus dem künstlichen Irrgarten im technisierten Raum, in dem Frauen ihre Kräfte nach und nach verloren haben, und ein wahrhaft mystisches Labyrinth des Lebens zeigt sich, das in sich ein wertvolles Geheimnis bewahrt. Dieses Mysterium des Lebens selbst-bewusst zu erkunden, setzt die Energien der weiblichen Urkraft frei und strömt ihre heilsame Kraft für dich, dein Kind und die Welt aus.

FlowBirthing sieht sich dabei als Katalysator und Brückenbauer. Um eine Geburt in Freude zu erleben, braucht es eine starke Frau und den Willen, Frauen ins Zentrum aller Überlegungen zu setzen. Dazu sind ausdrücklich die Unterstützung, das Wissen und die Offenheit aller am Geburtsgeschehen beteiligten Personen unentbehrlich. So kann sich jeder an seinem Platz heilbringend für das neue Leben einbringen. Angesichts des Wunders der Geburt schließt dieses Bewusstsein auch den verantwortungsvollen Umgang mit den Grenzen der jeweils eigenen Handlungsfreiheit ein.
Die Zeit ist reif für eine neue Geburtskultur mit einer kraftvollen Frau im Zentrum. Bist du bereit, das große (Lebens-)Rad zu drehen?

»Die große Göttin segne dich und dein Kind auf eurem Weg ins Leben!«

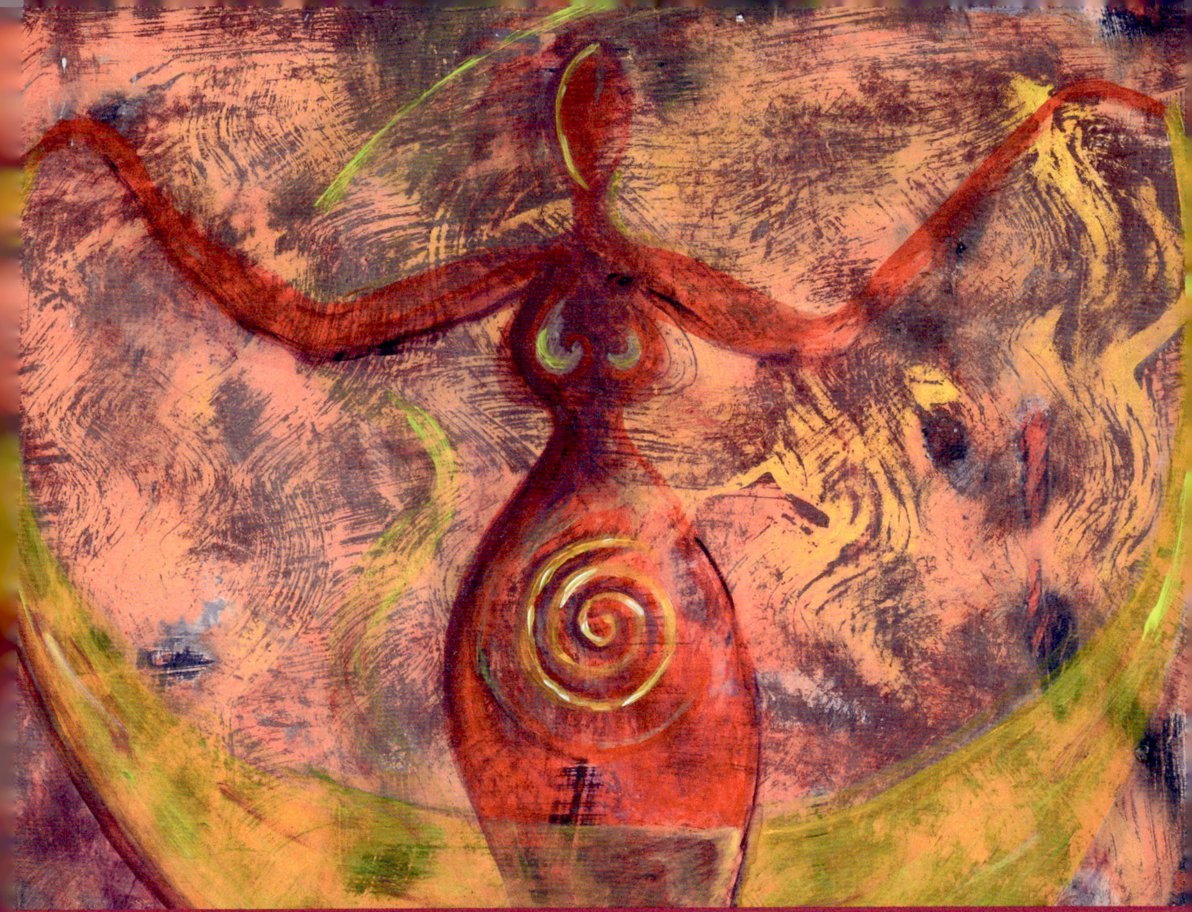

Chang-O

Die taoistisch-chinesische Mondgöttin besaß das *Elixier der Unsterblichkeit* – die Menstruation, die Fruchtbarkeit erst möglich macht. Der Mond wird genauso regelmäßig voll und wieder leer wie die Gebärmutter der Frau.
Damit ist *Chang-O* die Taktgeberin des Rhythmus und Vertraute der Frauen. Wie Ebbe und Flut und andere Flüssigkeitsströme auf Erden, wie den Wechsel der Jahreszeiten lenkt sie auch den weiblichen Zyklus von Werden und Vergehen.

Impressum

Bibliografische Information der Deutschen Nationalbibliothek
Die Deutsche Nationalbibliothek verzeichnet diese Publikation in der Deutschen Nationalbibliografie; detaillierte bibliografische Daten sind im Internet über http://dnb.d-nb.de abrufbar.

Kristina Marita Rumpel
FlowBirthing
Geboren aus einer Welle der Freude
ISBN 978-3-86374-234-8
1. Auflage April 2015

Mankau Verlag GmbH
Postfach 13 22, D-82413 Murnau a. Staffelsee
Im Netz: www.mankau-verlag.de
Internetforum: www.mankau-verlag.de/forum

Lektorat: Diana Napolitano, Augsburg; Josef K. Pöllath M. A., Dachau
Endkorrektorat: Susanne Langer M. A., Traunstein
Energ. Beratung: Gerhard Albustin, Raum & Form, Winhöring
Layout und Satz: Lydia Kühn, Aix-en-Provence, Frankreich

Illustrationen und Texte zu den Göttinnen: Andrea Dechant, www.artedea.net
Fotos: BluedarkArt - Fotolia.com (12); GIS - Fotolia.com (18/19, 72/73); Pixel & Création - Fotolia.com (27); Paweł CYGAN - Fotolia.com (33); Santi Rodríguez - Fotolia.com (34); Romolo Tavani - Fotolia.com (40); NilsZ - Fotolia.com (44); mathom - Fotolia.com (45); Nature-stock - Fotolia.com (46); Deutscher Hebammenverband (47); Friedberg - Fotolia.com (53); Dirk Czarnota - Fotolia.com (54); Subbotina Anna - Fotolia.com (56); Leonid Andronov - Fotolia.com (62); Mike Liu - Fotolia.com (64); reineg - Fotolia.com (77); lily - Fotolia.com (83); Mopic - Fotolia.com (84); Smileus - Fotolia.com (85); DoraZett - Fotolia.com (92); schankz - Fotolia.com (110); Nikki Zalewski - Fotolia.com (111); lienchen020_2 - Fotolia.com (112); Subbotina Anna - Fotolia.com (119); Black Spring - Fotolia.com (120); tagstiles - Fotolia.com (121)

Druck: Westermann Druck Zwickau GmbH, Zwickau/Sachsen

FSC www.fsc.org
MIX
Papier aus verantwortungsvollen Quellen
FSC® C110508

Hinweis für die Leser/innen:
Die Autorin hat bei der Erstellung dieses Buches Informationen und Ratschläge mit Sorgfalt recherchiert und geprüft, dennoch erfolgen alle Angaben ohne Gewähr. Verlag und Autorin können keinerlei Haftung für etwaige Schäden oder Nachteile übernehmen, die sich aus der praktischen Umsetzung der in diesem Buch vorgestellten Anwendungen ergeben.
Bitte suchen Sie bei Erkrankungen einen erfahrenen Arzt oder Heilpraktiker auf.

Stichwortregister

A

Adrenalin 50, 68f.
Affirmationen 41, 102
All-eins-sein 142, 147
Ängste 10, 15, 23, 42, 54, 62, 82, 84, 86f., 92, 96, 100ff., 107, 125
Angst-Spannungs-Schmerz-Syndrom 50, 67
Armübung 51
Atmung 27ff., 51, 54, 70ff., 78, 80ff., 86, 89, 112, 118ff., 130ff.

B

Betaendorphine 67
Bewegung 99f., 120
Bonding 63, 117

C

Chakren 91, 125

D

Diäten meiden 57
Doulas 39

E

Energieatmung 82
Entspannung 27ff., 69ff., 78, 86, 100, 102, 105, 109, 120, 126ff.
Erdung 84
Ernährung 57f., 99

F

Farben 105, 137
Flow 11, 14, 41, 81, 84, 93, 104, 118ff., 131, 135, 141
FlowBirthing 7, 10ff., 19, 97f., 127, 153f.
FlowBirthing-Ei 125, 137
FlowBirthing-Portal 97

G

Gaskin, Ina May 24, 45
Gebärmutter 34, 63, 69, 72, 76ff., 119
Geburt
- Bedeutungswandel (Historie) 32ff.
- Grenzerfahrung 15, 26, 51, 87
- natürliche 42, 45, 58, 61, 93, 116
- und Tod 13f.

Geburtshaus 47, 60f., 137
Geburtsort 60f.
Geburtsprozess 10ff.
Geburtsraum, äußerer 111, 136f.
Geburtsraum, innerer 126ff.
Geburtsreise 16ff., 93, 97, 130, 142, 154
Geburtsvokabular 23f.

H

Hausgeburt 60f., 137
Hebammen 37ff., 46f., 60f.
Homöopathie 59
HypnoBirthing 127f.
Hypnose 100, 127

K

Kaiserschnitt 83, 109, 116f.
Kleidung 59
Körper/Seele/Geist 26ff., 51, 54, 70, 78, 85ff., 98, 112, 124ff., 131
Körperpflege 57f.
Kraftatmung 82
Krankenhäuser 39f.
Kreativität 110ff., 129
Kundalini(-Yoga) 44, 86, 91, 129

L

Lachen/Lächeln 66f.
Lebensatmung 81
Leboyer, Frédérick 131
Lymphdrainage 55

M

Mantras singen 44
Massagen 55f.
Meditation 44, 102, 109, 128ff.
Menstruation siehe Gebärmutter
Mutter-Kind-Verbindung 103ff.
Mutter-Vater-Verbindung 106f.

O

Orgasmen bei Geburt 68
Oxytocin 62f., 135

P

Parasympathikus 70, 126, 128
Partnerbegleitung bei der Geburt 133ff.
Partnermeditation 106f.

Q

Qi Gong 70

R

Rituale 38
Rückenlage (Geburtsposition) 36

S

Schmerzen 15, 17f., 23, 36ff., 50, 51ff., 78f.
Schüßler-Salze 58f.
Schwangerschaft/Geburt, bewusste 10ff., 16ff., 22f.. 29, 32, 92ff.
Schwangerschaftsecke, persönliche 111
Schwangerschaftsstreifen vermeiden 58
Schwimmen 99
Seele(nmelodie) 11, 13f.,41, 44, 58f., 70, 92, 101, 103ff., 108, 110, 112, 120, 129, 131
Selbst-Bewusstsein der Frau 10, 16, 18, 26, 42f., 93, 96f., 104f.
Selbstfürsorge 98, 108f.
Selbsthypnose 127f.
Selbstverantwortung übernehmen 93
Selbstzerstörungsprogramm »löschen« 57
Singen 112f., 131
Sprache siehe Geburtsvokabular
Stress 56, 68ff., 81, 103, 118, 126
Symbole der Weiblichkeit 148ff.

T

Tai Chi 70
Tiefe Hocke (Übung) 88f.
Tönen 131ff.

U

Unterbewusstsein 27f., 32, 41, 50, 53, 57, 127f.
Urkraft, weibliche 10ff., 15, 32, 140ff., 152ff.

V

Vertrauen entwickeln 53f., 134
Visualisierungstechniken 27f., 102
Vorsorgeuntersuchungen 59f.

W

Wassergeburt 141
Wellenspülen (Loslass-Übung) 102
Wunschgeburt 116f.
Wurzelchakra 54

Y

Yoga 86ff., 102

Bücher, die den
Horizont erweitern

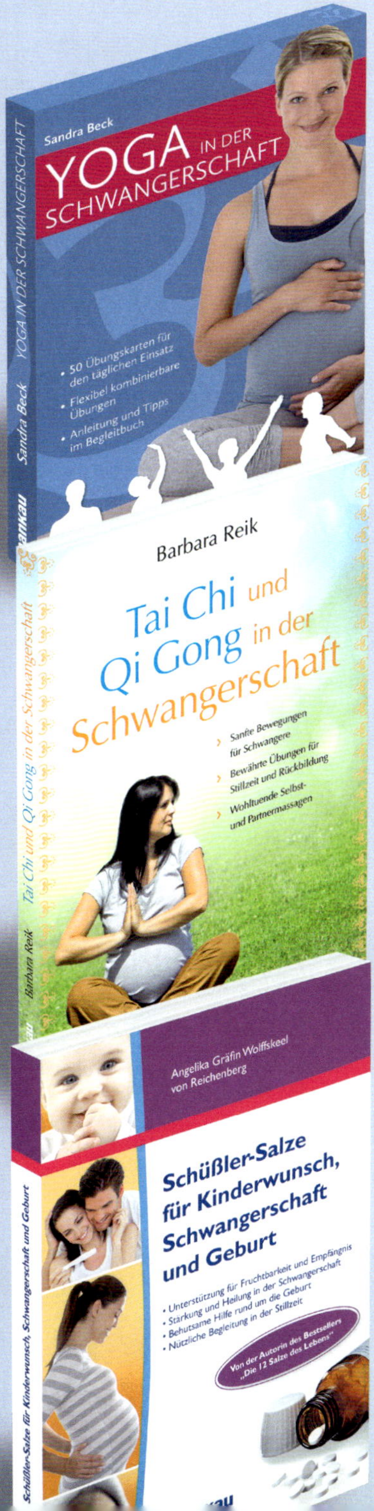

Sandra Beck

YOGA IN DER SCHWANGERSCHAFT

50 Übungskarten für den täglichen Einsatz
Anleitung und Tipps im Begleitbuch

19,95 € (D) / 20,60 € (A), ISBN 978-3-86374-095-5
50 Übungskarten mit 38-seitigem Begleitbuch, durchgehend farbig

„Ich hätte mir ein solches Buch in der Schwangerschaft gewünscht. Es regt an und ist gut zu handhaben. Fast alle Übungen eignen sich auch sehr gut für Menschen mit Rückenbeschwerden."

Susanne Venker, Deutsches Yoga-Forum

„Insgesamt sehr zu empfehlen für Frauen, die auf der Suche nach einer flexiblen Möglichkeit sind, sich zuhause ein eigenes Yoga-Programm zu erarbeiten."

Margarete Sommer, HEBAMMEN-Info

Barbara Reik

TAI CHI UND QI GONG IN DER SCHWANGERSCHAFT

14,95 € (D) / 15,40 € (A), ISBN 978-3-86374-053-5
Broschur, durchgehend farbig, 142 Seiten

„Ich freue mich, dass allen Frauen und Männern endlich ein fundiertes Buch in die Hand gegeben wird über Tai Chi und Qi Gong in und nach der Schwangerschaft. Es ist eine große Bereicherung für Therapeuten, Hebammen, Ärzte und Mütter und eine wertvolle Hilfe, um schwierigen Alltagsproblemen mit praktischen Übungen zu begegnen. Barbara Reik vermittelt diese Übungen mit so viel innerer Überzeugung, Idealismus und Klarheit, dass es sogleich auf alle überschwappt."

Christiana Helth, Dipl.-Physiotherapeutin

Angelika Gräfin Wolffskeel von Reichenberg

SCHÜSSLER-SALZE FÜR KINDERWUNSCH, SCHWANGERSCHAFT UND GEBURT

12,95 € (D) / 13,40 € (A), ISBN 978-3-86374-011-5
Broschur, 167 Seiten

„Das Buch ist sehr übersichtlich gestaltet (...). Die Empfehlungen beschränken sich nicht nur auf die Salze. Auch Teemischungen etc. werden vorgestellt. Zu jedem Kapitel von Kinderwunsch bis Neugeborenes gibt es anfangs kurze, prägnante Tipps und dann die Behandlung. Begeistert hat mich da vor allem die Indikationsauswahl. Bisher habe ich alle Krankeitsbilder wieder gefunden, die mir in letzter Zeit begegnet sind und die ich gleich nachgeschlagen habe. (...) Das Buch wendet sich an Laien, birgt aber auch für Hebammen, die mit Schüßler-Salzen arbeiten wollen, jede Menge nützlicher Tipps und wird für diese bestimmt bald zu einem unverzichtbaren Standardwerk."

Hebammenforum

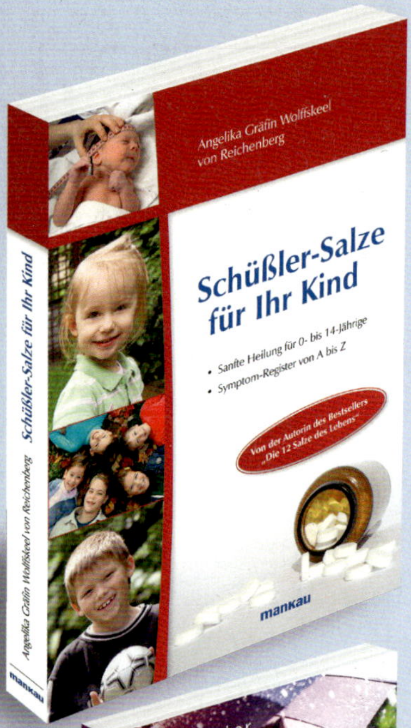

Angelika Gräfin Wolffskeel von Reichenberg

SCHÜSSLER-SALZE FÜR IHR KIND

Sanfte Heilung für 0- bis 14-Jährige. Symptom-Register von A bis Z

12,95 € (D) / 13,40 € (A), ISBN 978-3-938396-24-7
Softcover, 270 Seiten

„In einem umfangreichen Symptomregister führt sie [Angelika Gräfin Wolffskeel] für jedes denkbare Leiden, an dem die Kleinen laborieren könnten, eine Behandlung mit Mineralsalzen und Schüßler-Salzen an. Positiv: Der Anhang mit Kochrezepten für gesunde Kinderernährung." ÄrzteWoche Österreich

„Kinder sanft verarzten (...) – hier finden Eltern Hilfe." LEA

„Neben praktischen und aus einem reichen Erfahrungsschatz stammenden Informationen geht die Autorin unter anderem auch auf die Bedeutung von Kinderkrankheiten, Impfungen und den Umgang mit ADHS ein. Bewährte Hausmittel, (...) Ernährungshinweise, Rezepte und übersichtliche Abbildungen runden das Buch ab." newsage

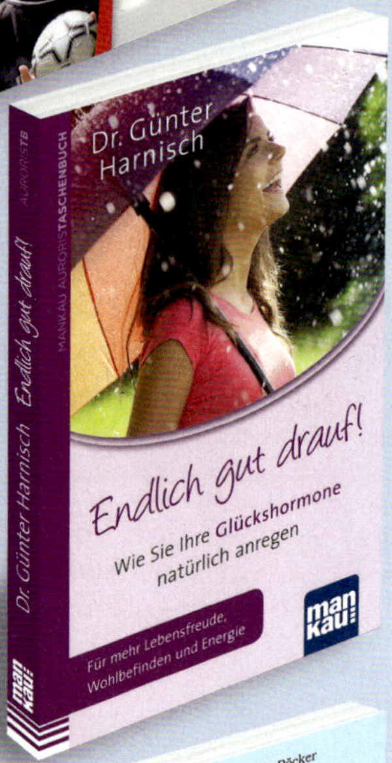

Dr. Günter Harnisch

ENDLICH GUT DRAUF!

Wie Sie Ihre Glückshormone natürlich anregen

9,95 € (D) / 10,20 € (A), ISBN 978-3-86374-172-3
Taschenbuch, 126 Seiten

„Dieses Buch macht glücklich. Ich war kürzlich in einer Phase, da war ich einfach nicht der Alte. Nach Durcharbeiten des Buches habe ich den Grund gefunden. Besonders die Kraft der Sonne und die Meditationstechniken haben mir aus meiner Misere geholfen. Wenn ich nicht gut drauf bin, habe ich wieder etwas vernachlässigt. (...) Toller Ratgeber, der mir zum Teil schon geholfen hat." fachbuchkritik.de , Andreas Sauer

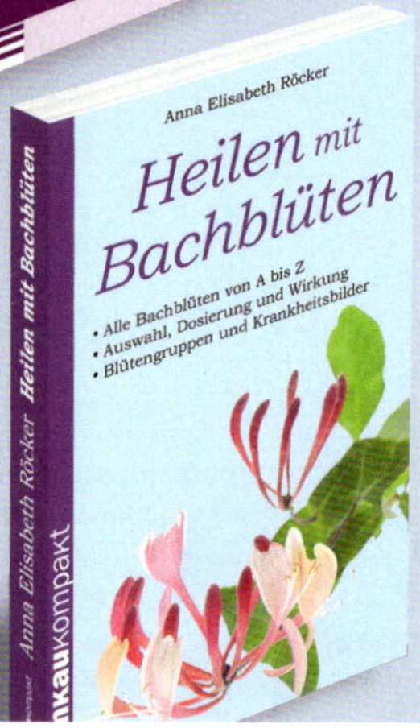

Anna Elisabeth Röcker

HEILEN MIT BACHBLÜTEN. KOMPAKT-RATGEBER

7,95 € (D) / 8,20 € (A), ISBN 978-3-86374-161-7
Klappenbroschur, durchgehend farbig, 95 Seiten

Vor fast einem Jahrhundert entdeckte der Mediziner und Homöopath Dr. Edward Bach die heilsame Wirkung der nach ihm benannten Bachblüten. Für alle Lebenslagen gibt es die passende Blüte mit ihren heilsamen Wirkstoffen. Dieses Buch schenkt Ihnen Hilfe zur Selbsthilfe! Ein kompakter Ratgeber, der alles bietet: Hintergrundwissen, praktische Tipps und geistige Anregung.

Unsere Bücher erhalten Sie bei Ihrem Buchhändler!
Besuchen Sie auch unsere Internetseite mit Bestellmöglichkeit, Internetforum, Leseproben, Veranstaltungstipps und Newsletter: www.mankau-verlag.de

mankau